内科常见疾病检查与治疗

李 婷 李 敏 刘晓娟 李 颖 主编

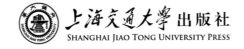
上海交通大學 出版社
SHANGHAI JIAO TONG UNIVERSITY PRESS

内容提要

　　本书编写人员参考了大量国内外文献资料，结合了临床实际情况，以病名为纲目，以检查、治疗为重点，突出临床实践。首先叙述了内科常用检查手段（如心电图检查、痰脱落细胞学检查、肺功能检查、胃液检查等）；接着以较大篇幅针对临床各内科常见疾病（如冠状动脉粥样硬化性心脏病、细菌性肺炎、慢性胃炎、糖尿病等）给予了详细叙述，包括病因、临床表现、诊断、鉴别诊断、治疗、预防及该病相关进展等。本书适合广大内科一线临床医务人员及医学院校学生借鉴、使用。

图书在版编目（CIP）数据

　　内科常见疾病检查与治疗 / 李婷等主编. --上海 ：
上海交通大学出版社，2022.9
　　ISBN 978-7-313-26436-7

　　Ⅰ．①内… Ⅱ．①李… Ⅲ．①内科-常见病-诊疗
Ⅳ．①R5

　　中国版本图书馆CIP数据核字（2022）第135686号

内科常见疾病检查与治疗
NEIKE CHANGJIAN JIBING JIANCHA YU ZHILIAO

主　　编：李　婷　李　敏　刘晓娟　李　颖
出版发行：上海交通大学出版社　　　　　　　　地　　址：上海市番禺路951号
邮政编码：200030　　　　　　　　　　　　　　电　　话：021-64071208
印　　制：广东虎彩云印刷有限公司
开　　本：710mm×1000mm 1/16　　　　　　经　　销：全国新华书店
字　　数：207千字　　　　　　　　　　　　　印　　张：12.5
版　　次：2022年9月第1版　　　　　　　　　　插　　页：2
书　　号：ISBN 978-7-313-26436-7　　　　　　印　　次：2022年9月第1次印刷
定　　价：198.00元

编 委 会

主　编

李　婷（聊城市中医医院）

李　敏（枣庄市山亭区人民医院）

刘晓娟（枣庄市山亭区人民医院）

李　颖（中南大学湘雅三医院）

副主编

曾　静（长江大学附属仙桃市第一人民医院）

王　宽（北京中医药大学房山医院）

霍月红（大同市第五人民医院）

何立革（沂源县疾病预防控制中心）

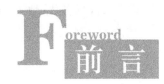

前言

　　人体是一个不可分割的整体，一种内科疾病往往累及多个组织器官或系统，因此，内科疾病涉及面广、整体性强。比如近年在老年人中患病率逐渐升高的肺源性心脏病，其进展缓慢，临床上除原有胸、肺疾病的各种症状和体征外，逐步出现肺功能、心力衰竭及其他器官损害的征象。也就是说，从事任何内科学专科的医师只有具备扎实的大内科知识和基本技能，才能胜任复杂的临床工作，及时、准确对患者作出临床诊断与治疗。此外，医疗体制改革的进程，对医师的临床工作提出了更高的要求：重视临床基本技能训练；理论与临床实践相结合，深入细致观察病情；树立预防为主和防治结合的基本观点；用高度的责任心和同情心实践职业道德，正确处理医患关系，提高诊疗质量。基于此，我们特组织编写了《内科常见疾病检查与治疗》一书。

　　本书编写人员参考了大量国内外文献资料，结合了临床实际情况，旨在为广大内科一线临床医务人员、医学院校学生提供借鉴与帮助。首先叙述了内科常用检查手段；接着以较大篇幅针对临床各内科常见疾病（如冠状动脉粥样硬化性心脏病、细菌性肺炎、慢性胃炎、糖尿病等）给予了详细叙述，包括病因、临床表现、诊断、鉴别诊断、治疗、预防及该病相关进展等。本书的特点是内容丰富，语言精练，理论与实践紧密结合，贴合临床，图表清晰，融入了当前国内外临床内科学发展的新理论、新技术、新方法。

　　本书编者是我国临床医学教育和临床一线的中青年骨干，具有深厚的教学与临床工作经历，编者严谨的治学态度、活跃的学术思想和敬业的工作作风为本书的撰写提供了质量保证。由于编写人员人数较多，文笔不尽一致,加上篇幅和编者水平有限,不足之处恳请广大读者见谅,给予批评指正,以更好地总结经验,再版时修正。

《内科常见疾病检查与治疗》编委会
2021 年 10 月

C目录

Contents

第一章

内科常用检查

第一节 正常心电图

一、心电图的测量方法

(一)时间和电压的标准

心电图记录纸上的小方格是长、宽均为 1 mm 的正方形,横向距离代表时间。常规记录心电图时,心电图纸向前移动的速度为 25 mm/s,故每个小格代表 0.04 秒。心电图纸纵向距离代表电压,一般在记录心电图前,把定准电压调到 1 mV=10 mm,故每个小格即 1 mm 代表 0.1 mV(图 1-1)。

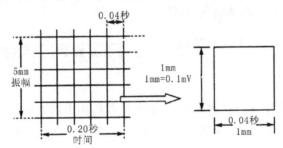

图 1-1　心电图记录纸时间和电压的标准

有时因为心电图电压太高,所以把定准电压改为 1 mV=5 mm;有时因为心电图电压太低,把定准电压调为 1 mV=20 mm,所以测量心电图时应注意定准电压的标准。此外,尚需注意机器本身的准确性,例如标准电池失效等,若不注意会诊断错误。

(二)各波间期测量方法

选择波幅较大且清晰的导联测量。一般由曲线突出处开始计算,如波形朝上应从基线下缘开始上升处量到终点。向下波应从基线上缘开始下降处量到终点,间期长短以秒计算(图 1-2)。

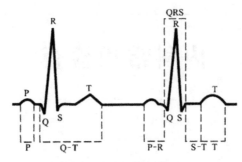

图 1-2　各波间期测量方法

(三)各波高度和深度的测量

测量一个向上的波(R 波)的高度时,应自等电位线的上缘量至电波的顶端。测量一个向下的波(Q 或 S 波)的深度时,应自等电位线的下缘量至电波的底端。测量后,按所示定准电压的标准折合为毫伏(mV)。

(四)常用工具

常用工具有量角规、计算尺、计算器、放大镜等。

二、心率的测量

若干个(5 个以上)P-P 或 R-R 间隔,求其平均值,若心房与心室不同时应分别测量,其数值就是一个心动周期的时间。

每分钟的心率可按公式计算:心率 $= \dfrac{60}{\text{平均 R-R 或 P-P 间期(秒)}}$

三、心电轴

心电轴是心电平均向量的电轴,一般是指前额面上的心电轴。瞬间综合向量亦称瞬间心电轴,其与标准 I 导联线(即水平线)所构成的角度即称为瞬间心电轴的角度。所有瞬间心电轴的综合即为平均心电轴。额面 QRS 电轴的测定法如下所述。

(一)目测法

目测 I、III 导联 QRS 波群的主波方向。I、III 导联 QRS 主波均为正向波,电轴不偏;I 导联主波为深的负向波,III 导联主波为正向波,电轴右偏;III 导联主波出现深的负向波,I 导联主波为正向波,电轴左偏(图 1-3)。

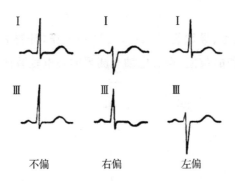

不偏　　　　右偏　　　　左偏

图 1-3　目测法测心电轴

(二)Bailey 6 轴系统计算测定

将 6 个肢体导联的导联轴向各自保持的方向移置,再将各导联轴的尾端延长作为该导联的负导联轴得到一个辐射状的几何图形,称为 Bailey 6 轴系统(每两个相邻导联轴间的夹角为 30°),见图 1-4。

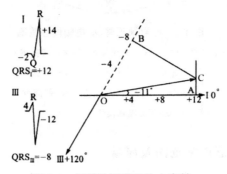

图 1-4　振幅法测定平均心电轴

(1)画出 Bailey 六轴系统中导联 Ⅰ 和导联 Ⅲ 的导联轴 O Ⅰ 和 O Ⅲ,O Ⅰ 的方向定为 0°,O Ⅲ 的方向定为 +120°。

(2)根据心电图导联 Ⅰ 的 QRS 波形电压将向上的波作为正值,向下的波作为负值,计算各波电压的代数和,然后在 O Ⅰ 上定 A 点,使 OA 的长度相当于电压代数和的数值。

(3)根据心电图导联 Ⅲ 的 QRS 波形和电压,计算各波电压的代数和,然后在 O Ⅲ 上定 B 点,OB 的长度相当于电压代数和的数值。

(4)通过 A 点做一直线垂直于 O Ⅰ,通过 B 点做一直线垂直于 O Ⅲ,这两条直线的交点为 C。

(5)连接 OC,将 OC 画为向量符号,OC 就是测得的心电轴,OC 与 O Ⅰ 的夹角就是心电轴的方向(以度数代表)。

(三)查表法

根据心电图导联Ⅰ、导联Ⅲ的 QRS 波形和电压,计算各导联波形电压的代数和,然后用电压代数和的数值,查心电轴表测得的心电轴数值(图1-5)。

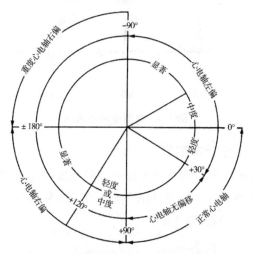

图 1-5　心电轴正常、心电轴偏移范围

0°～+90°:正常心电轴。0°～+30°:轻度左偏(但属正常范围)。0°～-30°:中度左偏。-30°～-90°:显著左偏。+90°～+120°:轻度或中度右偏。+120°～±180°:显著右偏。±180°～-90°或270°:重度右偏(但部位靠近-90°者可能属于显著左偏)。+30°～+90°:无心电轴偏移

四、心电图各波形正常范围及测量

(一)P 波

一般呈圆拱状,宽度不超过 0.11 秒,电压高度不超过 0.25 mV,P_{aVF}直立,P_{aVR}倒置,P 波在Ⅰ、Ⅱ、V_3～V_6直立。选择 P 波清楚高大的测量,例如Ⅱ、V_5、V_1 导联等。

(二)P-R 间期

此间期代表自心房开始除极到波动传导至心室肌(包括心室间隔肌)开始除极的时间。正常成人间期时间为0.12～0.20 秒,P-R 间期的正常范围与年龄、心率快慢有关。例如,幼儿心动过速时 P-R 间期相应缩短。7～13 岁小儿心率 70 次/分以下时 P-R 间期不超过 0.18 秒,而成人心率70 次/分以下时 P-R 间期小于0.20 秒。成人心率 170 次/分时 P-R 间期不超过 0.16 秒。

测量:QRS 波群有明显 Q 波的导联(或 QRS 起始处清晰的导联)作为测量 P-R 间期的标准。P-R 间期是从 P 波开始到 QRS 波群开始。若 QRS 波群最初是 Q 波,

那么则是 P-Q 间期,但一般仍称 P-R 间期。对多道同步心电图机,测量应从波形出现最早的位置开始测量。

(三)QRS 波群

QRS 波群代表心室肌的除极过程。

1.QRS 宽度

宽度为 0.06~0.10 秒,不超过 0.12 秒。

2.QRS 波群形态及命名

以各波形的相对大小命名,用英文字母大小写表示(图 1-6)。

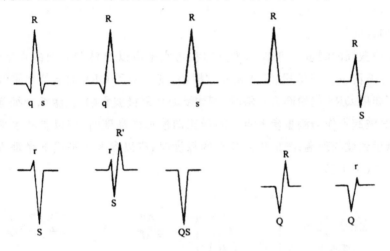

图 1-6　QRS 波群形态及命名

肢导联:①aVR,主波向下 rS 型或 Qr 型。②aVL、aVF 不恒定。③aVL 以 R 波为主时,R_{aVL}＜1.2 mV。④aVF 以 R 波为主时,R_{aVF}＜2.0 mV,各肢导联 R＋S≥0.5 mV。

胸导联:R 或 S 波电压。①V_1 导联 R/S＜1,R_{V1}＜1.0 mV,R_{V1}＋S_{V5}＜1.2 mV。②V_5 导联 R/S＞1,R_{V5}＜2.5 mV,R_{V5}＋S_{V1}＜4.0 mV(男),R_{V5}＋S_{V1}＜3.5 mV(女)。

3.Q 波

Ⅰ、Ⅱ、aVF、V_4~V_6 qR 型时 Q 波时间宽度不应超过 0.04 秒,Q 波深度＜1/4R 波,Q 波宽度比深度更有意义。V_1、V_2 导联为 QS 型不一定是异常,V_5、V_6 导联经常可见到正常的 Q 波。

测量:测肢导联最宽的 QRS 波群或胸导联的 V_3 导联,导联最好起始及结尾均清楚,最好有 Q 及 RS 波。

(四)ST 段

ST 段指从 QRS 终点到 T 波起点的一段水平线,任何导联水平下降不得超过0.05 mV。

肢导联、$V_4 \sim V_6$ 导联 ST 段升高不超过 0.1 mV,$V_1 \sim V_3$ 导联 ST 段升高可至 0.3 mV,ST 段升高的形态更重要。

测量基线的确定:P-R 的延长线、T-P 的延长线。

(五)T 波

T 波反映心室复极过程,T 波的方向和 QRS 波群的方向应该是一致的。

正常成年人 aVR 向下,T 波在 Ⅰ、Ⅱ、$V_3 \sim V_6$ 直立,T 波在 Ⅲ、aVF、aVL、V_1 可直立、双向或向下。

各波段振幅的测量:P 波振幅测量的参考水平应以 P 波起始前的水平线为准。测量 QRS 波群、J 点、ST 段、T 波和 μ 波振幅,统一采用 QRS 起始部水平线作为参考水平。如果 QRS 起始部为一斜段(例如受心房复极波影响、预激综合征等情况),应以 QRS 波起点作为测量参考点。测量正向波形的高度时,应以参考水平线上缘垂直地测量到波的顶端;测量负向波形的深度时,应以参考水平线下缘垂直地测量到波的底端(图 1-7)。

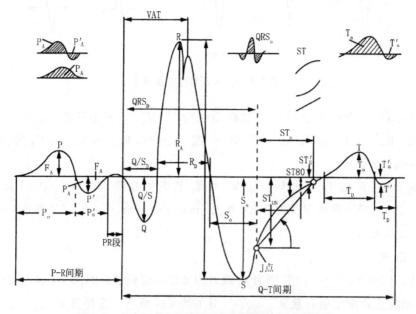

图 1-7　心电图波段振幅、时间测量新的规定示意图

由于近年来已开始广泛使用 12 导联同步心电图仪记录心电图,各波段时间测量定义已有新的规定,测量 P 波和 QRS 波时间,应从 12 导联同步记录中

最早的 P 波起点测量至最晚的 P 波终点,以及从最早 QRS 波起点测量至最晚的
QRS 波终点;P-R 间期应从 12 导联同步心电图中最早的 P 波起点测量至最早
的 QRS 波起点;Q-T 间期应是 12 导联同步心电图中最早的 QRS 波起点至最晚
的 T 波终点的间距。如果采用单导联心电图仪记录,仍应采用既往的测量方
法。P 波及 QRS 波时间应选择 12 个导联中最宽的 P 波及 QRS 波进行测量。
P-R间期应选择 12 个导联中 P 波宽大且有 Q 波的导联进行测量。Q-T 间期测量应
取 12 个导联中最长的 Q-T 间期。一般规定,测量各波时间应自波形起点的内缘测
至波形终点的内缘(图 1-8)。

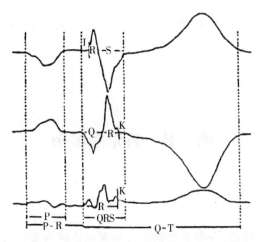

图 1-8 从多通道同步记录导联测量 P 波和 QRS 波时间示意图

五、分析心电图的程序

分析心电图时将各导联心电图按惯例排列,先检查描记时有无技术上的误
差,再检查时间的标记及电压的标准,一般时间标记的间隔为 0.04 秒(1 mm),
电压的标准一般以 10 mm 代表 1 mV。应注意在特殊情况下电压的标准可以
做适当的调整。

(1)找出 P 波:注意 P 波的形状、方向、时间,以及大小、高度是否正常;P-R 间期
是否规则,并测 P-P 间期,若无 P 波,是否有其他波取而代之。根据 P 波的特点确定
是否为窦性心律。

(2)找出 QRS 波群:注意 QRS 波群的形状、时间及大小是否正常;R-R 间期是
否规则,并测 R-R 间期、QRS 波群及各波电压。

(3)P 波与 QRS 波的关系;测 P-R 间期。

(4)分析 ST 段的变化:ST 段形状及位置,是升高还是降低。

(5)T波的形状、大小及方向。

(6)根据 P-P 间期、R-R 间期分别算出心房率、心室率,若心律不齐则至少连续测量 6 个 P-P 间期或 R-R 间期,求其平均值,算出心率。

(7)测定 Q-T 间期,计算 K 值(Q-Tc):$K = \dfrac{Q\text{-}T\ 间期}{\sqrt{R\text{-}R}}$。

(8)根据Ⅰ、Ⅲ导推算出心电轴。

(9)根据心电图测量数值、图形形态、规律性和各波形及每个心动周期的相互关系,进行心电图的初步诊断。如果患者曾多次做过心电图,应与过去的心电图比较以观察有无变化,结合临床资料进行进一步诊断。若考虑让患者复查,则应注明复查的日期。

第二节　异常心电图

一、P 波异常

P 波代表心房除极波,分析 P 波对心律失常的诊断与鉴别诊断具有重要意义。

(一)P 波性质

1.窦性 P 波

P 波源于窦房结:①P 波Ⅰ、Ⅱ、aVF、V₃~V₆ 导联直立,aVR 导联倒置。②P-R 间期≥0.12 秒,见图 1-9。

P 波频率在 60~100 bpm,为正常窦性心律;>100 bpm 为窦性心动过速;<60 bpm 为窦性心动过缓;P-P 间距差别>120 毫秒为窦性心律不齐。

2.房性 P 波

源于心房的 P 波,用 P′表示。①P′形态与窦性 P 波不同。②P′-R 间期>120 毫秒。P′波起源于右心房上部,与窦性 P 波大同小异。P′波起自右心房下部,Ⅰ、aVL、V₁~V₂ 导联 P′波直立,Ⅱ、Ⅲ、aVF 导联 P′波倒置。P′波起源于左心房,Ⅰ、aVL、V₅、V₆ 导联 P′波倒置。P′波起源于房间隔,其时间比窦性 P 波窄。

延迟发生的 P′波为房性逸搏或过缓的房性逸搏。P′波频率<60 bpm,为房性逸搏心律。P′波频率为 60~100 bpm,为加速的房性逸搏心律。

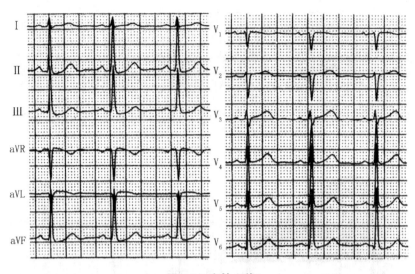

图 1-9　窦性心律

提前发生的 P′波为房性期前收缩;P′波频率为 100～250 bpm,称为房性心动过速,见图 1-10。

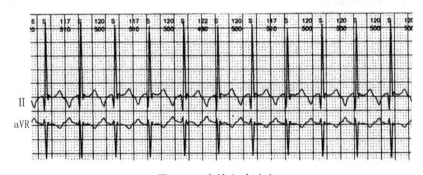

图 1-10　房性心动过速

3.交界性 P′波

P′波起源于房室交界区:①Ⅱ、Ⅲ、aVF 导联 P′波倒置,Ⅰ、aVL 导联 P′波直立。②P′波位于 QRS 之前,P′-R 间期<120 毫秒。③交界性 P′波位于 QRS 之中。④交界性 P′波出现于 QRS 之后。见图 1-11。

4.室性 P′波

室性激动逆行心房传导产生室性 P′波。逆传方式有两种:①沿正常传导系统逆传心房,R-P′间期较长,希氏束电图显示 V－H－A 顺序。②沿旁道逆传心房,R-P′间期较短,希氏束电图显示 V－A－H 顺序。扩张型心肌病 P 波增大,见图 1-12。

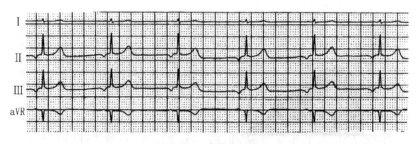

图 1-11　交界性心律

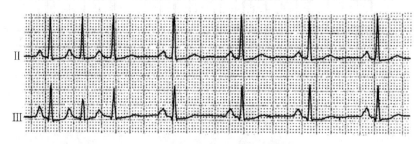

图 1-12　扩张型心肌病 P 波增大

(二)P 波时限改变

1.P 波时限延长

(1)左心房扩大或双心房扩大见于风湿性心脏病、原发性高血压、扩张型心肌病等。

(2)不完全性心房内传导阻滞见于冠状动脉粥样硬化性心脏病(冠心病)、糖尿病等。

2.P 波时限变窄

(1)高钾血症。

(2)房性节律起自心房间隔部。

(3)甲状腺功能减退。

(4)房性融合波。

(三)P 波振幅改变

1.P 波振幅增大

(1)右心房扩大见于先心病、肺心病等。

(2)时相性心房内差异传导窦性心律时 P 波振幅正常,发生房性期前收缩、房性心动过速时 P′波异常高尖。

(3)心房内压力增高,P 波高尖。

(4)心房肌梗死 P 波增高、增宽,出现切迹;P-R 段抬高或降低;出现房性快速心律失常,常有心房肌梗死。

(5)电解质紊乱:低钾血症时,P波增高、T波低平、μ波振幅增大。

(6)甲状腺功能亢进:窦性心动过速时,P波振幅增高、ST段下降、T波低平。

(7)立位心电图:P波振幅可达0.30 mV左右。

(8)运动心电图:运动时P波高尖,终止运动试验后P波振幅降至正常。

2.P波振幅减小

(1)激动起源于窦房结尾部,P波振幅减小,窦性频率减慢,P-R间期变短。

(2)房性节律激动起自心房中部,P′向量相互综合抵消,P′波振幅减小。

(3)过度肥胖者P波、QRS、T波振幅同时减小。

(4)甲状腺功能减退者P波振幅减小,心率减慢,QRS低电压,T波低平。

(5)全身水肿者P波振幅减小,QRS低电压,T波低平。

(6)气胸、有大量心包积液时P波振幅减小,QRS低电压,T波低平。

(7)高钾血症者随着血钾浓度逐渐增高,P波振幅逐渐减小直至消失,T波异常高耸,呈"帐篷"状。

二、QRS波群异常

(一)异常Q波

异常Q波指Q波时间>0.04秒,Q波深度起过后继R波的1/4,Q波出现粗钝与挫折,$V_1 \sim V_3$出现q及QS波。临床将Q波分为梗死性Q波与非梗死性Q波。

梗死性Q波特征:①原无Q波的导联上出现了q或Q波,呈qrS、QR、Qr或QS型;②q波增宽、增深,由qR型变为QR、Qr型;③出现增高的R波;④R波振幅减小;⑤Q波消失,见于对侧部位发生了急性心肌梗死,或被束支传导阻滞等所掩盖;⑥有特征性的急性心肌梗死的ST段和T波的演变规律;⑦有典型症状;⑧心肌标记物增高;⑨冠状动脉造影阳性,梗死部位的血管狭窄、闭塞或有新的血栓形成。

非梗死性Q波见于心肌病、先心病、心室肥大、预激综合征、肺气肿等,心电图特征:①Q波深而窄;②Q波无顿挫或切迹;③无ST段急剧抬高或下降;④无T波的演变规律。结合超声、冠状动脉造影等检查,可明确Q波或QS波的病因诊断。

1.Ⅰ、aVL导联出现Q波或QS波

(1)急性广泛前壁心肌梗死:①Ⅰ、aVL、$V_1 \sim V_6$出现坏死型q波或Q波呈qR、QR或QS型;②出现特有的ST-T演变规律;③冠状动脉显影相关血管闭塞或几乎闭塞。

(2)高侧壁心肌梗死:①Ⅰ、aVL出现坏死型Q或Qs波;②出现急性心肌梗死的ST-T演变规律。

(3)预激综合征：①预激向量指向下方，Ⅰ、aVL 导联预激波向下，呈 Qs 型或 QR 型；②P-R 间期缩短；③QRS 时间延长；④继发性 ST-T 改变；⑤电生理检查可以确定旁道的部位，并进行射频消融术。

(4)右心室肥大：Ⅰ、aVL 可呈 QS 型，V_1、V_2 导联 R 波异常增高，V_5、V_6 导联 S 波增深，临床有右心室肥大的病因和证据。

(5)左前分支阻滞：①Ⅰ、aVL 导联可呈 qR 型；②显著电轴左偏－45°～－90°。

(6)右位心：①Ⅰ、aVL 呈 QS 型或 Qr 型；②有右位心的其他证据。

(7)心脏挫裂伤：Ⅰ、aVL 导联出现 Q 波。

(8)扩张型心肌病：Ⅰ、aVL 导联出现 Q 型或 QS 波(图 1-13)。

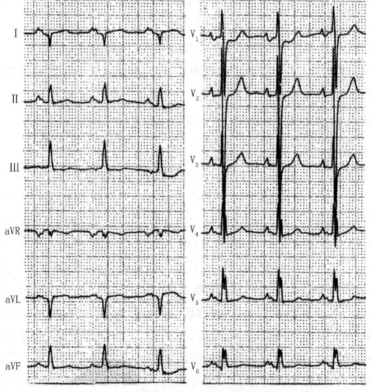

图 1-13　扩张型心肌病 Ⅰ、aVL 导联出现 QS 波

患者男性，48 岁。扩张型心肌病，窦性心律，心率 82 bpm，P 波时限 0.12 秒，左心房扩大，Ⅰ、aVL 导联呈 QS 型，V_5、V_6 导联 R 波顿挫

2.Ⅱ、Ⅲ、aVF 导联出现 Q 波或 QS 波

(1)急性下壁心肌梗死：①Ⅱ、Ⅲ、aVF 导联原无 q 波，以后出现了 Q 波或 q 波；②$Q_Ⅲ$≥40 毫秒，q_{aVF}＞20 毫秒，Ⅱ导联有肯定的 q 波；③伴有后壁或右心室梗死；

④出现急性下壁心肌梗死所具有的特征性ST-T演变规律;⑤合并一过性房室传导阻滞的发生率较高;⑥冠状动脉造影多为右冠状动脉病变。

(2)急性肺栓塞:①SⅠ、QⅢ、TⅢ综合征:Ⅰ导联出现了 s 波,Ⅲ导联出现深的 Q 波及 T 波倒置。②Ⅱ、aVF 导联 q 波不明显。③右胸壁导联 ST 段抬高及 T 波倒置。④心电图描述变化迅速,数日后可恢复正常。

(3)左束支传导阻滞合并显著电轴左偏:①QRS 时间≥120 毫秒;②Ⅰ、aVL、V_5、V_6 呈单向 R 波;③Ⅱ、Ⅲ、aVF 呈 QS 型,$QS_Ⅲ$>$QS_Ⅱ$;④显著电轴左偏;⑤Ⅱ、Ⅲ、aVF 导联 ST 段抬高,ST-T 无动态演变。

(4)左后分支阻滞:①Ⅱ、Ⅲ、aVF 导联呈 qR 型,未能达到异常 Q 波的标准;②电轴右偏≥+110°。

(5)预激综合征:①预激向量指向左上方,Ⅱ、Ⅲ、aVF 导联预激波向下,呈 QS 波或 QR 波;②P-R 间期缩短;③QRS 时间延长;④电生理标测旁道多位于左心室后壁(图 1-14)。

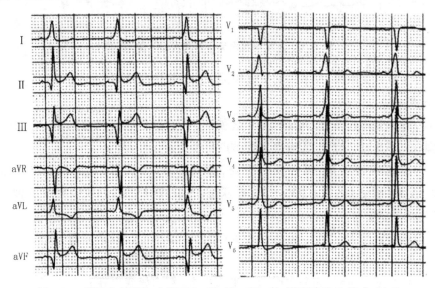

图 1-14　预激向量指向右后下方,Ⅱ、Ⅲ、aVL、V_1 出现异常 Q 波或 QS 波

(6)二尖瓣脱垂:①Ⅱ、Ⅲ、aVF 导联可呈 Qs 型;②Ⅱ、Ⅲ、aVF 导联 ST 段下降,T 波倒置;③听诊有咔嚓音;④超声心动图检查显示二尖瓣脱垂的特征性改变。

3.右胸壁导联出现 q、Q 波及 QS 波

(1)前间壁心肌梗死:①V_1、V_2 或 V_3 出现 qrS 或 QS 波形;②有急性前间壁心肌梗死特征性 ST-T 演变规律;③心肌标记物增高。

(2)左心室肥大:①V_5、V_6 导联 R 波增大;②V_1、V_2 导联可出现 QS 波;③V_1~

V_2 导联 ST 段抬高伴 T 波直立，$V_5 \sim V_6$ 导联 ST 段下降伴 T 波低平、双向或倒置；④有左心室肥大的病因及其他症状。

(3)左束支传导阻滞：①QRS 时间延长；②Ⅰ、aVL、V_5、V_6 呈 R 型，V_1、V_2 可呈 QS 型；③$V_1 \sim V_3$ 导联 ST 段抬高伴 T 波直立，V_5、V_6 导联 ST 段下降伴 T 波倒置（图 1-15）。

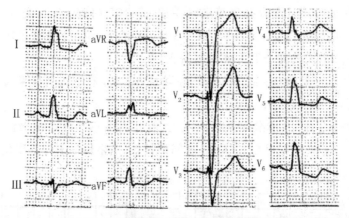

图 1-15　完全性左束支传导阻滞，V_1 呈 QS 型

(4)左前分支阻滞：少数左前分支阻滞，QRS 起始向量向后，可在 V_1、V_2 导联出现 qrS 波。

(5)右侧旁路：①P-R 间期<120 毫秒；②V_1、V_2 导联预激波向下，呈 QS 型或 QR 型；③QRS 时间增宽；④有继发性 ST-T 改变。

(6)肺部慢性疾病：慢性支气管炎、肺气肿、肺心病，可有下列心电图改变。①$V_1 \sim V_3$ 导联呈 QS 波；②$V_4 \sim V_6$ 导联呈 rS 波或 RS 波；③肢体导联 P 波增高，QRS 电压降低。

(7)右心室肥大：①V_1、V_2 呈 qR 型；②V_5、V_6 呈 rS 型；③额面 QRS 电轴显著右偏。

(8)扩张型心肌病：部分扩张型心肌病患者，右胸导联出现异常 Q 波或 QS 波，常伴有束支传导阻滞、不定型室内阻滞或室性心律失常。

4.左胸导联出现 Q 波或 QS 波

(1)急性前侧壁心肌梗死：①$V_4 \sim V_6$ 出现梗死性 Q 波或 QS 波；②梗死区的导联上有特征性 ST-T 改变。

(2)肥厚梗阻型心肌病：①V_1、V_2 导联 R 波增高；②$V_4 \sim V_6$ 导联 Q 波增深。Q 波时间不超过40 毫秒；③$V_4 \sim V_6$ 导联 T 波直立。

(3)左心室肥大(舒张期负荷增重型)：①$V_4 \sim V_6$ 导联 Q 波增深；②Ⅰ、aVL、Ⅱ、

aVF、V_4～V_6 导联 R 波增高;③V_4～V_6 导联 ST 段轻度抬高伴 T 波直立。超声心动图检查显示主动脉瓣关闭不全等。

(4)左前旁路:①预激向量指向右前方,V_5、V_6 导联负向预激波,呈 rS 波或 QS 波;②P-R 间期缩短;③QRS 时间增宽。

(5)右心室肥大:①有时 V_1～V_6 均呈 QS 型;②QRS 电轴右偏;③QRS 振幅减小。

(6)迷走神经张力增高:①V_4～V_6 出现 Q 波,其宽度<40 毫秒;②V_4～V_6 导联 ST 段轻度抬高及 T 波直立;③常伴有窦性心动过缓;④见于健康人,特别是运动员。

(二)QRS 振幅异常

1.QRS 低电压

标准导联和加压单极肢体导联中,R+S 振幅的算术和<0.5 mV,或胸壁导联最大的R+S 振幅的算术和<1.0 mV 者,称为 QRS 低电压。标准导联低电压时,加压肢体单极导联必定也是低电压。低电压仅见于肢体导联或胸壁导联,也可见于全部导联上。引起低电压的原因如下:①过度肥胖者心脏表面与胸壁之间的距离拉大,QRS 振幅降低,出现低电压。②大面积心肌梗死者,QRS 振幅降低,预示预后不良。病死率较 QRS 正常者高。③心包积液及胸腔积液造成电流短路,致使 QRS 振幅减小。④肺气肿者 QRS 振幅降低,顺钟向转位。⑤甲状腺功能减退者 QRS 振幅降低,T 波低平,窦性心动过缓。⑥扩张型心肌病者晚期出现 QRS 时间延长,低电压。⑦最大 QRS 向量垂直于肢体导联,QRS 振幅降低,但胸壁导联 QRS 振幅无明显降低。

2.QRS 振幅增大

(1)右心室肥大:①aVR、V_1、V_2、V_{3R}导联 R 波增大;②V_5、V_6 导联呈 Rs 波或 rS 波;③QRS 电轴右偏(图 1-16)。

(2)右束支传导阻滞:①V_1 导联出现终末 R′波,呈 rsR′型;②QRS 终末部分宽钝;③QRS 时间延长。

(3)中隔支阻滞:①V_1、V_2 导联 R 波增高,呈 RS 型或 Rs 型;②V_5、V_6 导联无 q 波;③V_1、V_2 导联>RV_5、V_6 导联R 波。

(4)后壁心肌梗死:①V_1、V_2 或 V_3 导联 R 波增高,呈 RS 型或 Rs 型;②V_7～V_9,呈 QR、Qr 或 Qs 型;③V_1～V_3的 ST 段下降伴 T 波直立;V_7～V_9 导联 ST 段抬高伴 T 波倒置。

(5)逆钟向转位:①V_1～V_3 呈 Rs 型或 RS 型;②V_5、V_6 呈 qR 波或 R 波。

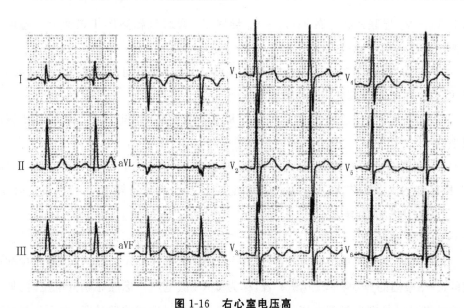

图 1-16　右心室电压高

患者女性,56 岁。先心病,房间隔缺损,V_1 导联 R＝2.10 mV

(6)左心室肥大:①Ⅰ、Ⅱ、Ⅲ、aVL、V_4～V_6 导联出现增高 R 波;②R 波电压增高的导联上 ST 段下降及 T 波低平或倒置。

(7)不完全性左束支传导阻滞:①QRS 时间延长;②Ⅰ、aVL、V_5、V_6 呈单向 R 波;③V_5、V_6 导联 R 波≥2.5 mV;④继发性 ST-T 改变。

(8)胸壁较薄:心脏与胸壁电极之间的距离缩短,QRS 电压增高。

(9)预激综合征:A 型预激综合征,V_1～V_6 导联出现高大 R 波。B 型预激综合征,V_4～V_6 导联出现高大 R 波。C 型预激综合征,V_1、V_2 导联出现高大 R 波。预激向量指向左上方,Ⅰ、aVL 导联 R 波增高。预激向量指向下方,Ⅱ、Ⅲ、aVF 导联 R 波增高。

(三)QRS 时间延长

1.左束支传导阻滞

(1)不完全性左束支传导阻滞:①QRS 时间轻度延长;②呈左束支传导阻滞图形。

(2)完全性左束支传导阻滞:①QRS 时间≥120 毫秒;②呈左束支传导阻滞图形。

2.右束支传导阻滞

(1)不完全性右束支传导阻滞:①QRS 时间轻度延长;②呈右束支传导阻滞图形。

(2)完全性右束支传导阻滞:①QRS 时间≥120 毫秒;②呈右束支传导阻滞

图形。

3.左心室肥大

QRS 时间轻度延长,左心室面导联 QRS 振幅增大,继发性 ST-T 改变。

4.右心室肥大

QRS 电轴右偏,QRS 时间轻度延长,右胸壁导联 QRS 振幅增大。

5.心室预激波

P-R 间期缩短,QRS 时间延长,出现预激波。

6.心肌梗死超急性损伤期

(1)ST 段显著抬高,T 波高耸。

(2)R 波振幅增高。

(3)QRS 时间延长。

(4)常发展成为急性心肌梗死。

7.梗死周围阻滞

有心肌梗死的 Q 波或增宽 R 波,QRS 时间延长,QRS 电轴偏移。

8.不定型心室内阻滞

QRS 时间增宽,QRS 波形既不像左束支传导阻滞,也不像右束支传导阻滞图形。其见于扩张型心肌病、缺血性心肌病(图 1-17)。

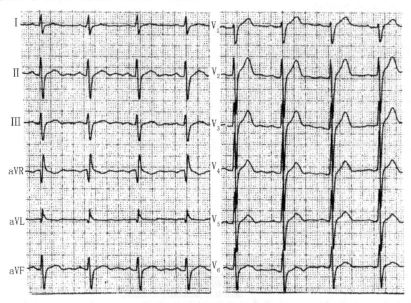

图 1-17 不定型心室内阻滞

患者男性,42 岁。扩张型心肌病,窦性心律,心率:70 bpm。P 波时
限 0.13,左心房扩大,QRS 时限 0.196 秒,心室内传导阻滞

三、ST 段改变

ST 段改变包括 ST 段抬高、ST 段下降、ST 段延长和 ST 段缩短 4 种类型。ST 段改变可以独立存在,也可与 T 波及 QRS 波群改变并存。

(一)ST 段抬高

诊断标准:标肢导联 J 点后 60~80 毫秒处 ST 段抬高≥0.10 mV,右胸导联≥0.25 mV,左胸导联>0.10 mV 为异常。

对于一过性 ST 段抬高的患者应动态观察并记录 18 导联心电图。注意 ST 段抬高的程度、形态、持续时间与症状关系。胸痛伴有 ST 段急剧抬高为冠脉阻塞或其他病因引起的心肌损害。

损伤型 ST 段抬高是穿壁性心肌缺血的反映。患者往往有持续、严重的胸痛及心肌缺血的其他临床表现和体征,如肌钙量的升高。其见于心肌梗死超急性损伤期。

1.心肌梗死超急性损伤期

急性冠状动脉阻塞可立即引起急性损伤期图形改变,持续时间短暂,血管再通以后,心电图可恢复原状。心电图特征(图 1-18)如下。

(1)缺血区的导联上 T 波高耸。

(2)ST 段斜形抬高。

(3)急性损伤型阻滞,QRS 时间增宽,室壁激动时间延长。

(4)伴有 ST-T 电交替。

(5)出现冠状动脉闭塞性心律失常。

(6)此期出现于梗死型 Q 波之前。

2.急性心肌梗死

冠状动脉阻塞,心肌由缺血发展到梗死。心电图特点如下。

(1)出现急性梗死性 Q 波。

(2)损伤区导联上 ST 段显著抬高。

(3)梗死区导联上 T 波振幅开始降低,一旦出现倒置 T 波,标志着心肌梗死进入充分发展期。

(4)能定位诊断如前壁或下壁心肌梗死(图 1-19)。

3.变异型心绞痛

变异型心绞痛发作时,冠状动脉造影显示病变部位的血管处发生痉挛性狭窄或闭塞。相关的局部心肌供血显著减少或中断,导致急性心肌缺血,严重者发展成为急性心肌梗死。

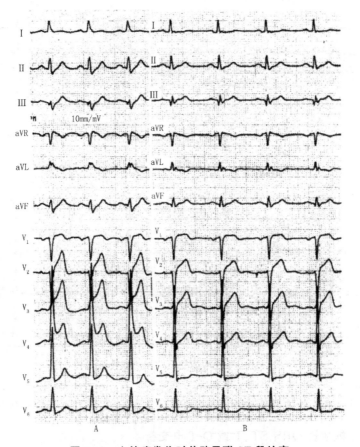

图 1-18 心绞痛发作时前壁导联 ST 段抬高

A.记录于胸痛发作时,QRS 时限 0.12 秒,V_3、V_4 导联 ST 段抬高;B.记录于症状

缓解后,QRS 时限 0.09 秒,ST 回落,$T_{v3、v4}$ 降低,V_5、V_6 导联 T 波低平

变异型心绞痛发作时,心电图上出现下列一种或几种改变,症状缓解以后,ST-T 迅速恢复正常或原状。

(1)损伤区的导联上 ST 段立即抬高 0.20 mV 以上,约有半数患者对应导联 ST 段下降。

(2)ST 段抬高的导联 T 波高耸,两支对称,波顶变尖,呈急性心内膜下心肌缺血的动态特征。

(3)QRS 时间延长至 0.11 秒。

(4)QRS 振幅增大。

(5)QT/Q-Tc 正常或缩短。

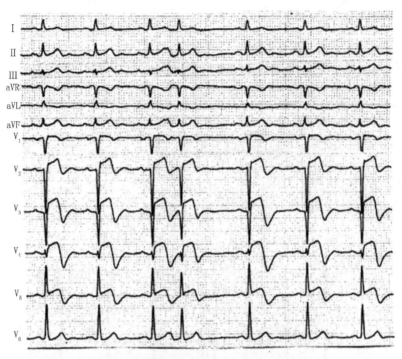

图 1-19　急性前间壁及前壁心肌梗死过程

患者男性,66 岁。急性前间壁及前壁心肌梗死演变期,$V_1 \sim V_3$ 导联呈 QS 型,V_4 导联 r
波递增不良,$V_2 \sim V_4$ 导联 T 波正负双向。冠脉造影显示左前降支闭塞,房性期前收缩

(6)出现缺血性 QRS、ST、T 或 Q-T 电交替。

(7)出现一过性室性期前收缩、室性心动过速,严重者发展成为心室颤动。

(8)发展成为急性心肌梗死。

4.Brugada 波与 Brugada 综合征

Brugada 波特征:右胸导联 V_1 或 V_2 呈 rsR′型,类似右束支传导阻滞图形,R′波
宽大,ST 段呈上斜型、马鞍型或混合型抬高,T 波倒置。伴有室性心动过速或心室
颤动者,称为 Brugada 综合征。

5.急性心包炎

心包炎及心包积液者常有异常心电图改变。

(1)炎症波及窦房结,引起窦性心动过速,晚期可发生心房颤动或束支传导
阻滞。

(2)心外膜下心肌受损,除 aVR、V_1 导联外,ST 段普遍抬高,抬高的程度不如急
性心肌梗死严重,不出现病死性 Q 波。

(3)出现心包积液时,QRS 振幅减小或 QRS 低电压。

(4)T 波普遍低平或倒置(图 1-20)。

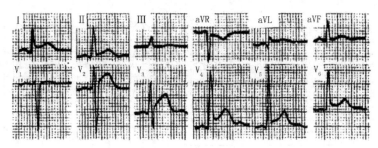

图 1-20　急性心包炎

Ⅰ、Ⅱ、aVL、aVF、V₂～V₆ 导联 ST 段抬高,aVR 导联 ST 段下降

6.早期复极综合征

心室除极尚未结束,部分心室肌开始复极化,心电图特征如下。

(1)QRS 终末部出现 J 波,在 V₃～V₅ 导联较明显,出现在 V₁、V₂ 导联呈 rSR′型,类似右束支传导阻滞。

(2)ST 段自 J 点处抬高 0.20 mV 左右,最高可达 1.0 mV 以上,持续多年形态不变。

(3)T 波高大;ST-T 改变在Ⅱ、aVF、V₂～V₅ 导联较明显,心率加快后 ST-T 恢复正常,心率减慢以后又恢复原状。

7.左束支传导阻滞

左束支传导延缓或阻滞性传导中断,室上性激动沿右束支下传心室,心室传导径路为右心室→室间隔→左心室,心室除极时间延长。心电图特征如下。

(1)Ⅰ、aVL、V₅、V₆ 呈 R 型,V₁、V₂ 呈 rS 型或 QS 型。

(2)V₁～V₃ 导联 ST 段显著抬高,S 波或 QS 波越深,ST 段抬高的程度越显著。

(3)T 波高耸,ST-T 改变持续存在。

(4)QRS 时相延长,≥120 毫秒(图 1-21)。

(二)ST 段下降

J 点后 60～80 毫秒处 ST 段下降,为 ST 段异常。ST 段下降的形态可以多种多样。

1.典型心绞痛

心绞痛发作时出现一过性缺血性 ST-T 改变。症状缓解以后,ST 段立即恢复原状。

(1)出现缺血性 ST 段下降,下降的 ST 段呈水平型、下斜型及低垂型。

(2)T 波低平、双向或倒置。

(3)μ 波改变。

(4)出现一过性心律失常(图 1-22)。

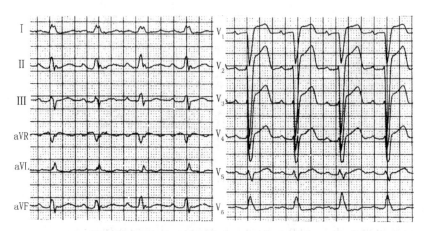

图 1-21　完全性左束支传导阻滞，$V_1 \sim V_3$ 导联 ST 段抬高

患者男性，85 岁，冠心病，窦性心律，心率 85 bpm，P-R 间期 0.20 秒，QRS 时间 0.12 秒，完全性左束支传导阻滞，$V_1 \sim V_4$ 导联 ST 段上斜型抬高

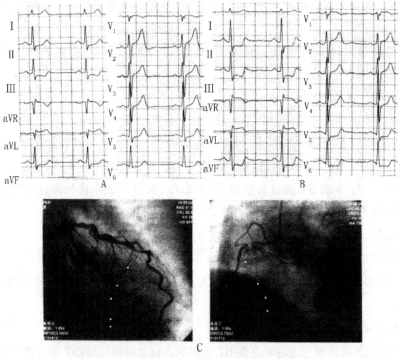

图 1-22　心肌缺血发作时下侧壁导联 ST 段下降

患者男性，77 岁，冠心病。A.对照动态心电图，Ⅱ、Ⅲ、aVF 导联 ST 段下降 0.05～0.10 mV；B.记录于心绞痛发作时，Ⅱ、Ⅲ、aVF、V_5、V_6 导联 ST 下降 0.15～0.25 mV；C.冠状动脉造影显示前降支近段狭窄 90％，右冠状动脉近段狭窄 95％

2.无症状心肌缺血

(1)ST段下降时无症状。

(2)ST段下降持续1分钟以上,ST段下降≥0.1 mV,两次缺血间隔1分钟以上。原有ST段下降,在原有下降基础上ST段再下降≥0.10 mV。

3.心肌病

(1)肥厚型心肌病:①ST段下降,特别是心尖部肥厚型心肌病,$V_2 \sim V_6$导联ST段下降可达0.5 mV左右,ST改变持续存在;②T波倒置呈冠状T波。

(2)扩张型心肌病:①ST段下降;②T波低平;③QRS时间增宽;④室性期前收缩,心房颤动发生率高。

4.左心室肥大

(1)QRS电压高大。

(2)ST段下降。

(3)T波负正双向或倒置。

5.右心室肥大

(1)右胸壁导联QRS振幅增大。

(2)$V_1 \sim V_3$导联的ST段下降伴T波倒置。

(3)QRS电轴右偏。

6.右束支传导阻滞

(1)QRS-T呈右束支传导阻滞特征。

(2)V_1、V_2导联ST段下降不明显。

7.左束支传导阻滞

(1)继发性ST段下降见于Ⅰ、aVL、$V_4 \sim V_6$导联。

(2)QRS-T波群呈左束支传导阻滞。

8.洋地黄中毒

(1)ST段呈鱼钩状下降。

(2)T波负正双向或倒置。

(3)Q-T间期缩短。

9.心肌炎

(1)ST段下降。

(2)T波低平或倒置。

(3)常有窦性心动过速、P-R间期延长、期前收缩等(图1-23)。

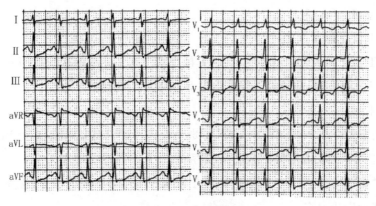

图 1-23　急性心肌炎

患者女性,23 岁。急性心肌炎。窦性心动过速,心率 122 bpm,Ⅱ、Ⅲ、

aVF、$V_2 \sim V_6$ 导联 ST 段下降 0.10 mv 左右,T 波低平及倒置

10.特纳综合征

患者有心绞痛、心肌缺血的证据,心电图上可有 ST-T 改变,冠脉造影阴性。

11.电张调整性 ST-T 改变

起搏器植入前 ST-T 正常。起搏心律持续一段时间后,ST 段下降,T 波倒置。此种情况还可见于阵发性束支传导阻滞、预激综合征等。

12.自主神经功能紊乱

其多见于青年女性,ST 段下降 0.05 mV 左右,T 波多为低平,运动试验阴性。

(三)ST 段延长

(1)低钙血症心电图表现:①ST 段平坦延长;②Q-T 间期延长;③血清钙浓度降低。

(2)长 Q-T 间期。

(3)房室传导阻滞伴缓慢心律失常者,ST 段下降,Q-T 间期延长,μ 波明显。

(4)冠心病急性心肌梗死演变期(图 1-24)。

(四)ST 段缩短

(1)高钙血症:①ST 段缩短或消失;②Q-T 间期缩短;③血清钙浓度升高(图 1-25)。

(2)早期复极综合征。

(3)洋地黄影响:应用洋地黄治疗过程中,心电图出现 ST 段呈鱼钩状下降,Q-T 间期缩短。

(4)心电机械分离:心脏已经停止机械性舒缩期活动。QRS 时间增宽,ST 段及 Q-T 间期缩短。

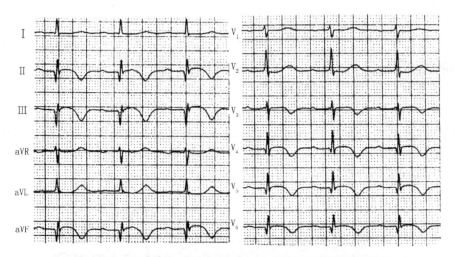

图 1-24　急性下侧壁心肌梗死演变期,ST 段及 Q-T 间期延长

患者女性,81 岁。急性心肌梗死第 8 天。窦性心律,心率 65 bpm,P-R 间期 0.24 秒,ST 段及 QT 间期延长。QT 间期 0.56 秒,Ⅱ、Ⅲ、aVF、V₅、V₆ 导联有异常 Q 波

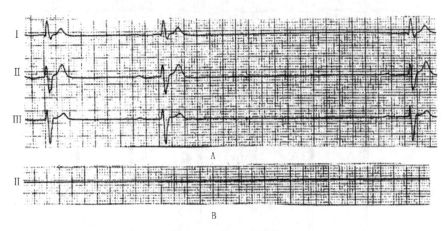

图 1-25　短 Q-T 间期

A.窦性心动过缓,窦性停搏,一度房室传导阻滞,左前支阻滞,Q-T 期间 0.35 秒;B.全心停搏

四、T 波异常

　　T 波是心室复极过程中产生的电位变化,心室复极化过程较除极化过程缓慢,T 波时间比 QRS 更长。T 波极性是有规律的,一般肢体导联以 R 波占优势者,T 波直立。胸壁导联 V₁、V₂ 的 T 波可以直立、双向或倒置。V₃～V₆ 导联 T 波直立。正常 T 波升支长、降支短,波峰圆钝。T 波异常高耸或以 R 波为主的导联 T 波由直立转为低平、切迹、双向或倒置,称为 T 波异常。

(一)T 波高耸

T 波高耸指 T 波异常高尖,T 波振幅常达 1.5 mV 以上,见于急性冠状动脉疾病、高钾血症等。

1.急性心内膜下心肌缺血

冠状动脉闭塞后的即刻至数十分钟,最早发生的是急性心内膜下心肌缺血,在缺血区导联上 T 波异常高耸变尖。此期即心肌梗死超急性损伤期,持续时间短暂,一般心电图上记录不到这一变化过程,就已经发展成为急性心肌梗死。冠脉再通后,心电图恢复原状(图 1-26)。

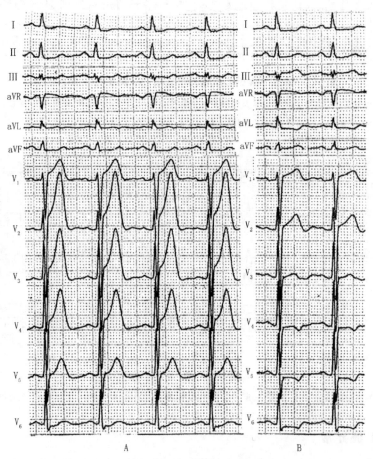

图 1-26　急性心内膜下心肌缺血

患者男性,47 岁。前降支病变。A.急性前壁心内膜下心肌缺血,V_2～V_4 导联 T 波高大。B.症状缓解时,V_4～V_6 导联 ST 下降 0.05～0.10 mV,V_1～V_4 导联 T 波振幅降低,V_4～V_6 导联 T 波倒置

2.急性心肌梗死

急性心肌梗死(AMI)数小时内,Q 波的导联上 T 波异常高大,持续一段时间之

后,T 波振幅开始逐渐降低。

3.早期复极综合征

早期复极综合征属于正常变异,心电图特征:①T 波高耸主要见于 V_2～V_5 导联,其次是 Ⅱ、Ⅲ、aVF 导联;②ST 段呈上斜型抬高;③出现明显 J 波(图 1-27)。

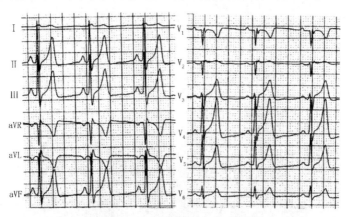

图 1-27　早期复极,T 波增高

患者男性,66 岁。窦性心律,Ⅱ、Ⅲ、aVF、V_4、V_5 导联 T 波增高,前支长后支短,符合早期复极心电图改变

4.二尖瓣型 T 波

部分风湿性心脏病二尖瓣狭窄及二尖瓣狭窄合并关闭不全的患者,V_2～V_5 导联出现异常高尖 T 波,酷似高钾血症的心电图改变。T 波高耸持续数年,可随病情变化而发生改变(图 1-28)。

5.高钾血症

心电图上 P 波低平或消失,QRS 时间增宽呈室内传导阻滞图形(图 1-29),T 波高尖呈"帐篷"状,血液透析以后心电图迅速恢复原状。

6.迷走神经张力增高

迷走神经活动占据优势时,心电图表现为心率缓慢,ST 段斜型抬高 0.10～0.30 mV,T 波宽大,Q-T 间期在正常高限。

(二)T 波倒置

1.冠心病

冠心病缺血性 T 波变化特征:①T 波呈箭头样(冠状 T 波),两肢对称,波峰变尖;②有动态变化;③能定位诊断。

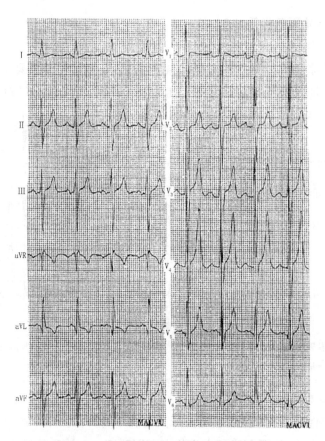

图 1-28　风湿性心脏病,二尖瓣型 T 波

患者男性,26 岁。风湿性心脏病,二尖瓣型 T 波

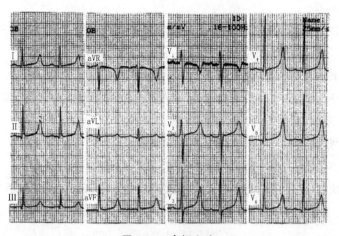

图 1-29　高钾血症

T 波高尖呈"帐篷"状,ST 段延长,提示低钙血症

心肌缺血型 T 波的类型:①伴有胸痛出现的 T 波改变,称为有症状心肌缺血。②无症状时发生的 T 波改变,称为无症状心肌缺血。③急性期心肌梗死的 T 波演变规律是开始为 T 波高耸,出现梗死 Q 波以后,T 波幅度降低,几小时或几天后 T 波转为正负双向或倒置。T 波倒置由浅入深。几天至 3 个月后,T 波倒置的程度逐渐减轻,直至恢复梗死前的心电图改变(图 1-30)。

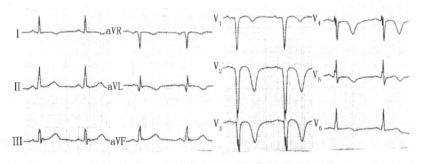

图 1-30　急性前间壁心肌梗死演变过程

2.原发性高血压

严重的患者常有 T 波低平,双向或倒置。左心室导联 QRS 振幅增高,P 波增宽。

3.心肌病

各型肥厚型心肌病,特别是心尖部肥厚型心肌病,常有 T 波倒置,可酷似急性心内膜下心肌梗死演变期的心电图,T 波倒置深,但无动态变化,冠脉造影正常。

4.心室肥大

右心室收缩期负荷增重,右心室面导联 T 波倒置。左心室收缩期负荷增重,左心室面导联 T 波倒置。

5.左束支传导阻滞

左束支传导阻滞,Ⅰ、aVL、V₄～V₆ 导联 T 波双向或倒置。

6.预激综合征

预激综合征 T 波方向与预激波相反。预激波向上的导联 T 波倒置,预激波振幅越大,QRS 时间越宽,T 波倒置越深。预激波消失,T 波逐渐转为直立。

7.心脏手术

先心病、风湿性心脏病、冠心病术后,引起心肌损害者,心电图上显示 T 波倒置。

8.慢性缩窄性心包炎

心电图显示右心房扩大,QRS振幅减低,T波普遍低平或倒置。

9.心肌炎

急性心肌炎典型心电图改变:房室传导阻滞,ST段抬高或下降,T波倒置;窦性心动过速及各种类型的心律失常。超声心动图显示心脏扩大,收缩无力。

10.电解质紊乱

严重低钾血症心电图:P波高尖,ST段下降,T波低平或倒置,μ波增高。临床上有可能引起低钾血症的病因。

11.药物影响

许多药物可使T波发生改变。洋地黄类药物有加速心室肌复极的作用,而使ST段呈鱼钩样下降,T波负正双向,Q-T间期缩短,停用洋地黄以后,ST-T逐渐恢复原状。氨茶碱可使心率加快,T波转为低平或倒置。应用胺碘酮可使T波增宽。奎尼丁可使T波低平,Q-T间期延长。向冠状动脉注射罂粟碱可出现一过性巨大倒置T波,伴一过性Q-T间期延长(图1-31)。

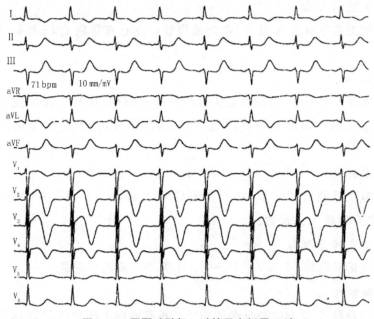

图1-31 罂粟碱引起一过性巨大倒置T波

患者男性,67岁。Ⅱ、Ⅲ、aVF导联P波倒置,心率74 bpm。心电图记录于左冠状动脉前降支内注射罂粟碱后即刻$V_2 \sim V_4$导联出现一过性巨大倒置T波,Q-T间期延长,但患者无明显症状

12.二尖瓣脱垂综合征

心电图改变有T波低平,双向或倒置,心律失常。

13.脑血管意外

脑血管意外可引起巨大 T 波,有的 T 波倒置,有的 T 波直立,Q-T 间期延长。部分病例有异常 Q 波。

14.完全性房室传导阻滞

先天性及后天性完全性房室传导阻滞,伴过缓的交界性逸搏心律或室性逸搏心律,T 波宽大切迹,T 波倒置,两肢不对称,Q-T 间期延长,易发生室性心律失常。

15.电张调整性 T 波改变

植入起搏器以后,夺获心律的 T 波由直立转为倒置;或者转为窦性心律以后,T 波由倒置持续一个阶段才转为直立。这种现象称为电张调整性 T 波改变。

16.自主神经功能紊乱

心电图上仅有 T 波低、双向或倒置变化,无其他器质性心脏病证据。平板运动试验阴性,T 波倒置转为直立、低平或双向,或运动后 T 波倒置减浅。其多见于青年女性,口服普萘洛尔可使 T 波转为直立。

五、μ 波改变

μ 波是体表心电图 T 波后低平的小波,于心室舒张早期出现,在体表导联中以 V_3 最清晰。多年来,对 μ 波产生的机制一直有争论,概括起来有以下几种解释:①μ 波与浦肯野动作电位 4 相对应,为浦肯野纤维复极波;②动作电位的后电位;③舒张早期快速充盈期心室伸张的后电位,且 μ 波异常与心室舒张功能异常有关;④μ 波产生于动脉圆锥部,它可能是动脉圆锥部某些组织激动时的复极波。

正常人 μ 波振幅为 0.02～0.10 mV,μ 波时限(20±2)毫秒,μ 波上升支较快,下降支较缓慢。

μ 波增大、降低或倒置,或发生 μ 波电交替,多数原因是心肌缺血、肥厚,心动周期长短改变,药物和电解质,少数可能由其病理因素所致。

(一)μ 波增大

μ 波振幅>0.20 mV,或同导联 μ 波≥T 波,或者 T-U 融合,认为 μ 波振幅增大。长心动间歇后第一个窦性心搏的 μ 波振幅增大是正常现象(心室容量越大 μ 波振幅越高)。应用某些药物,如洋地黄、奎尼丁、胺磺酮、钙剂、肾上腺素、罂粟碱等,或者低钾血症、高钙血症、低温、用力呼吸、抬高下肢、运动后均可出现 μ 波振幅增大。

(二)μ 波电交替

μ 波电交替可能与心肌收缩程度和脉压交替变化有关,亦可能与心肌损害程度或极慢的心室率有关。用抗心律失常药物后可出现 μ 波电交替。

(三)μ 波倒置

μ 波倒置见于高血压、冠心病、心绞痛、心肌梗死、左/右心室肥大、瓣膜病、先心病、心肌病、充血性心力衰竭、甲亢及某些药物(异丙肾上腺素、麻黄素、奎尼丁等)的影响,以及引起心室负荷增重的各种疾病(图 1-32、图 1-33)。

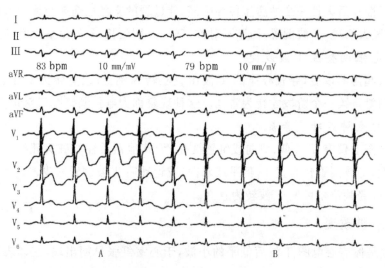

图 1-32 缺血性 μ 波倒置

患者男性,54 岁。冠心病、不稳定型心绞痛、前降支病变。A.记录于心肌缺血时,$V_2 \sim V_4$ 导联 ST 段弓背状抬高,$V_3 \sim V_5$ 导联 μ 波倒置。B.缺血缓解以后,ST 复位,μ 波消失

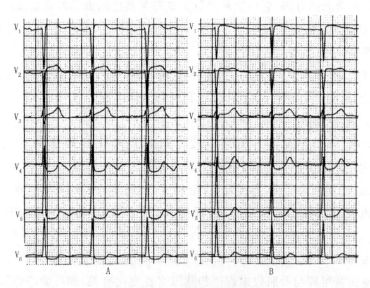

图 1-33 一过性 μ 波倒置

六、J 波的现状

J 点是指心电图 QRS 波与 ST 段的交点或称结合点,是心室除极的 QRS 终末突然转化为 ST 段的转折点,标志着心室除极结束,复极开始。PJ 间期是从 P 波开始到 J 点,代表心房开始除极到心室除极结束之间的时间,正常 PJ<270 毫秒,在发生室内和束支传导阻滞时 PJ 间期延长。

当心电图 J 点从基线明显偏移后,形成一定的幅度,持续一定的时间,并呈圆顶状或驼峰形态时,称为 J 波或 Osborn 波。J 波的振幅、持续时限仍无明确的规定和标准。

特异性心室颤动患者的心电图可以出现明显的 J 波,当无引起 J 波的其他原因存在时,称为自发性 J 波。特发性 J 波与一般性 J 波形态始终无差异,当伴发室性心动过速、心室颤动时可出现特发性 J 波,其原因不明(图 1-34)。

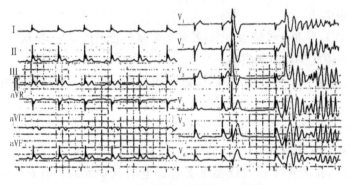

图 1-34　特发性 J 波伴发心室颤动

窦性心律,Ⅰ、Ⅱ、Ⅲ、aVR、aVF、V₃～V₆ 导联有明显 J 波,胸导提早的 QRS 波群、室性期前收缩、心室颤动

(一)产生机制

J 波的产生机制至今尚未完全阐明,有以下不同的解释。

(1)M 细胞对 J 波产生的作用:在低温和高钙时,心外膜细胞和 M 细胞动作电位的尖峰圆顶形和1、2 相之间的切迹变得更明显,与心电图 J 点上升和出现明显的 J 波相一致,而心内膜细胞的动作电位仅有轻度改变。这提示不同心肌细胞在复极早期产生的心室电位活动可能对 J 波的出现起一定的作用。

(2)心室肌除极程序异常、心室除极程序改变,形成额外的除极波。

(3)室间隔基底部最后除极:室间隔基底部对温度变化极为敏感,温度下降可使传导延缓而导致心室最后除极形成 J 波。

(4)肺动脉圆锥部除极波:肺动脉圆锥部浦肯野细胞分布稀疏,该部除极最晚而产生 J 波。研究显示切除肺动脉圆锥部后 J 波消失。

(5)除极过程与复极过程的重叠波:由于除极过程延缓,心室肌除极尚未结束,部分心室肌已经开始复极,致使除极波与复极波重叠在一起形成 J 波。

(二)心电图特征

J 波的心电图特征如下。

(1)J 波常起始于 QRS 波的 R 波降支部分,其前面的 R 波与其特有的顶部圆钝的波形成尖峰一圆顶状。

(2)J 波形态呈多样化,不同的机制可产生不同形态的 J 波。

(3)J 波呈频率依赖性,心率慢时 J 波明显,心率快时,J 波可以消失。

(4)J 波幅度变异较大,高时可达数毫伏。

(5)J 波以 Ⅱ 或 V_6 导联最常见(占 85%),然而在低温时以 V_3 或 V_4 导联最明显。我们观察到心电图上的 J 波以前壁导联最明显,其次是下壁导联。QRS 振幅较小的导联最为少见。

(6)V_1、aVR 导联 J 波多为负向,其余导联多呈正向波。V_1 导联为正向 J 波时,又像局限性右束支传导阻滞图形。

(7)低温情况下,J 波发生率高;体温在 30 ℃以上 J 波较小,体温在 30 ℃以下 J 波明显增大。

(8)心电图呈顺钟向转位时 J 波不明显。

(三)J 波的临床病症

J 波最早是在严重冻伤的低温患者的心电图上发现的。随着体温逐渐降低,J 波发生率逐渐升高,J 波增大。低温性 J 波的发生原理可能和钙离子流有关。低温引起钙泵活性降低,而胞质内钙增高,并使胞质内钙重吸收至胞质网内,恢复胞质钙水平的速度降低,钙内流受抑制,并影响钠-钾泵的功能,使心室肌细胞除极化和复极化的图形改变。在心内膜下及心外膜下深肌层中可以记录出驼峰状的波形,并与 J 波相对应。

高钙血症心电图表现为 P-R 间期延长,QRS 时间增宽,ST 段缩短或消失,T 波低平,Q-T 间期缩短,出现 J 波的原因可能是心内膜下心肌动作电位 2 相时程较心外膜下心肌显著缩短。高血钙引起的 J 波一般无圆顶状图形,而呈尖峰状或驼峰状,这是与低温性 J 波的不同之处。

中枢神经及外周神经系统病变可引起 J 波,交感神经系统功能障碍是引起神经源性 J 波的原因。

原因不明的 J 波,称为特发性 J 波。但有人认为其可能与遗传因素或自主神经系统异常有关。

第三节　痰液细胞学检查

痰液细胞学检查是诊断肺部恶性肿瘤的常用方法。

一、优点

(1)对肺癌的确诊率较高。

(2)可用于早期肺癌的诊断,尤其对 X 线检查阴性而痰液细胞学检查阳性的隐性肺癌具有独特作用。

(3)方法简便易行、无创伤、费用低,可对肺癌高危人群做定期普查。

二、局限性

(1)不能对肺癌定位,可通过 X 线、CT 检查及纤维支气管镜检查等加以弥补。

(2)有一定的假阳性率。

(3)有较高的假阴性率。

三、针对局限性的改进措施

为提高诊断的准确率,可采取以下改进措施。

(1)有大量胸腔积液压迫者,可抽取胸腔积液查找癌细胞。

(2)合并感染较重者应在控制感染后再做痰涂片检查,如感染不易控制,说明有较重阻塞或合并支气管扩张等,可行纤维支气管镜等检查。

(3)周围型肺癌可做经皮肤的肺部针吸细胞学检查,有较高的阳性率,也弥补了纤维支气管镜难以到达肺边缘部位的缺陷。

四、标本的采集与制作对诊断的影响

痰液标本的采集与标本制作对进行正确的诊断也有较大的影响。

(1)痰液细胞学检查应以清晨第一口痰为宜,留痰前应先漱口,清洁口腔,然后用力咳出气管深部痰液,盛于清洁容器内送检。留痰容器最好是痰杯或纸盒(如注射器及包装盒),既容易取出,又可吸去涎液。

(2)痰液细胞学检查一般以连查 3 次为宜,送检次数越多,阳性率越高。

(3)对痰少而不易咳出的患者可诱导咳痰:①先漱口,然后在室内外做深呼吸或适当的活动;②口服祛痰药 2～3 天或超声雾化吸入。③体位引流及拍击胸壁等。

④经纤维支气管镜刷检涂片检查。

(4)痰标本必须新鲜,最好在1小时内涂片固定。

第四节　痰细菌学检查

做痰细菌学检查前应先嘱患者用水漱口,然后取自气管深部咳出的痰液,盛于洁净容器内,切勿将鼻涕吸入。

一、目视检查

(一)颜色

在呼吸系统有化脓性感染或肺炎时,因痰中含有大量脓细胞、上皮细胞而呈黄色,铜绿假单胞菌感染的痰呈绿色。大叶性肺炎或肺坏死者因血红蛋白分解,痰可呈铁锈色;患阿米巴肺脓肿时痰可呈咖啡色。急性心力衰竭、肺梗死出血、肺结核或肺肿瘤引起的血管破裂,痰可呈咖啡色。

(二)性状

由于所含成分不同,痰可呈现黏液性、黏液脓性、脓性、浆液性及血性等。

1.黏液性痰

黏液性痰见于上呼吸道炎症或支气管炎初期。

2.黏液脓性痰

黏液脓性痰最常见,因痰液中脓细胞含量不同而呈不同程度的黄色,见于支气管炎的恢复期、肺结核等。

3.脓性痰

脓性痰混浊,内含大量脓细胞,见于肺脓肿、浸润性肺结核、穿透性脓胸等。

4.浆液性痰

浆液性痰呈稀薄的泡沫状,见于急性肺水肿。

5.血性痰

血性痰指痰中混入大量血液者。因血量的多少、新旧程度不同,以及其他成分的多少不一,而呈现种种颜色,如鲜红色、褐色、黑色等。还应注意区分是否与血丝、血块、血痰混合。

(三)异常物

1.支气管管型

支气管管型是由纤维蛋白和黏液等在支气管内形成的灰色树枝状体,在咳出的痰内常卷曲成团。如将其浮在盐水中则展开成树枝状。痰液中支气管管型见于纤维素性支气管炎、肺炎球菌性肺炎、白喉等。

2.其他

痰液有时可见寄生虫(如肺吸虫、蛔虫及钩虫的蚴虫)、肺结石及肺组织等。

二、显微镜检查

选取可疑部分涂片,加少量生理盐水混匀,制成盐水涂片镜检,或待痰涂片干燥后进行染色镜检。

涂片染色镜检时可根据需要将痰涂片进行瑞氏染色、革兰染色和抗酸染色。

(一)瑞氏染色

瑞氏染色可做白细胞分类计数,嗜酸性粒细胞增多,见于支气管哮喘和肺吸虫病等。结核病时,痰液中淋巴细胞常增多,若混合感染则中性粒细胞增多。

(二)革兰染色

革兰染色多用于一般细菌涂片检验,痰液中可见很多种类细菌,以检出肺炎球菌、葡萄球菌、链球菌、肺炎杆菌较有意义。

(三)抗酸染色

染色后用油镜检查,镜检至少 100 个视野。结果以"找到抗酸杆菌"或"未找到抗酸杆菌"报告。找到者,若 100 个视野中抗酸杆菌 1～2 条,报告菌数,3～9 条者为"＋",10～99 条者为"＋＋",每个视野中1～10条者为"＋＋＋",每个视野 11 条以上为"＋＋＋＋"。

必要时可将痰标本进行浓缩处理后查抗酸杆菌,检查抗酸杆菌的报告必须注明是直接涂片法还是浓缩法。

第五节 肺功能检查

肺功能检查内容包括肺容积、通气、换气功能、呼吸动力、血气分析等项目。通过肺功能检查可对受检者呼吸生理功能的基本状况作出质和量的评价,明确肺功能障碍的程度和类型,进而可以更深一步地研究疾病的发病机制、病理生理,并对患者的诊断、治疗方案、疗效判定、劳动能力评估及对手术的耐受性等方面具有很大的帮助。以下简述临床常用的肺功能检查项目。

一、通气功能检查

(一)肺容积

肺容积指在安静情况下,测定一次呼吸所出现的容积变化,不受时间限制,具有静态解剖学意义,是最基本的肺功能检查项目。肺容积由潮气量、补吸气量、补呼气量、残气量及深吸气量、功能残气量、肺活量、肺总量八项组成(图1-35)。其值与年龄、性别和体表面积有关。以下分别介绍各项指标的含义及其正常值。

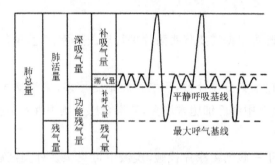

图 1-35　肺容积及其组成

1.潮气量(V_T)

V_T为平静呼吸时,每次吸入和呼出的气量。成人正常值 400～500 mL。

2.补呼气量(ERV)

平静呼气末再尽最大力量呼气所呼出的气量为 ERV。成人正常值:男性约910 mL、女性约 560 mL。

3.补吸气量(IRV)

IRV 为平静吸气末再尽最大力量吸气所吸入的气量。成人正常值:男性约2 160 mL、女性约1 400 mL。

4.深吸气量(IC)

IC 为平静呼气末尽最大力量吸气所吸入的最大气量,即潮气量加补吸气量。成人正常值:男性约为2 660 mL、女性约为 1 900 mL。

5.肺活量(VC)

VC 是指深吸气末尽力呼气所呼出的全部气量(即深吸气量加补呼气量)。成人正常值:男性约3 470 mL、女性约 2 440 mL。VC 实测值小于预计值的 80% 为减低,60%～79% 为轻度减低,40%～59% 为中度减低,<40% 为重度减低。肺活量减低提示有限制性通气障碍,也可以提示有严重的阻塞性通气障碍。

6.功能残气量(FRC)

FRC 为平静呼气末肺内所含气量,即补呼气量加残气量(RV)。正常成人参考值:男性(3 112±611)mL、女性(2 348±479)mL。FRC 增加见于阻塞性肺气肿等,减少提示有肺间质纤维化、急性呼吸窘迫综合征(ARDS)等。

7.残气量(RV)

RV 为最大呼气末肺内所含气量,即功能残气量减补呼气量。正常成人参考值:男性(1 615±397)mL、女性(1 245±336)mL。其临床意义同功能残气量。然而临床上残气量常以其占肺总量百分比,即RV/TLC%作为判断指标,成人正常值:男性<35%、女性约29%,老年人可达50%。超过40%提示肺气肿。

8.肺总量(TLC)

TLC 为最大限度吸气后肺内所含气量,即肺活量加残气量。正常成人参考值:男性(5 766±782)mL、女性(1 353±644)mL。肺总量减少见于肺部广泛疾病。

(二)通气功能测定

通气功能又称为动态肺容积,是指单位时间内随呼吸运动进出肺的气量和流速。常用指标如下。

1.静息每分钟通气量(VE)

VE 指静息状态下每分钟呼出气的量,等于潮气量与每分钟呼吸频率的乘积。正常值:男性(6 663±200)mL、女性(4 217±160)mL。VE>10 L/min 提示通气过度,可发生呼吸性碱中毒,VE<3 L/min 提示通气不足,可造成呼吸性酸中毒。

2.最大自主通气量(MVV)

MVV 指在 1 分钟内以最大的呼吸幅度和最快的呼吸频率呼吸所得的通气量,可用来评估肺组织弹性、气道阻力、胸廓弹性和呼吸肌的力量,临床上常用作通气功能障碍、胸部手术术前判断肺功能状况、预计肺并发症发生风险的预测指标,以及职业病者劳动能力鉴定的指标。正常成人参考值:男性(104±2.71)L、女性(82.5±2.17)L。临床常以实测值占预计值的百分比进行判定,实测值小于预计值的80%为异常。

3.用力肺活量(FVC)和第 1 秒用力呼气容积(FEV$_1$)

FVC 是指深吸气后以最大力量、最快速度所能呼出的气量,FEV$_1$是测定呼吸道有无阻力的重要指标。临床常用一秒率(FEV$_1$/FVC%)表示有无气流阻塞,正常成人 FEV$_1$值:男性(3 179±117)mL、女性(2 314＋48)mL;FEV$_1$/FVC%均大于80%。

4.最大呼气中期流量(MMEF、MMF)

测定方法是将 FVC 起、止两点间分为四等份,取中间50%的肺容量与其所用呼气时间相比所得值。其可作为早期发现小气道阻塞的指标。正常成人值:男性为(3 452±1 160)mL/s、女性为(2 836±946)mL/s。

二、小气道功能检查

小气道是指吸气状态下内径<2 mm的细支气管,是许多肺部慢性阻塞性疾病早期容易受累的部位。因小气道阻力仅占气道总阻力的20%以下,故其异常变化不易被常规肺功能测定方法检出。

(一)闭合容积

闭合容积(CV)指平静呼吸至残气位时,肺下垂部小气道开始闭合时所能呼出的气体量。而小气道开始闭合时肺内留存的气体量则称为闭合总量(CC)。正常值随年龄增加而增加:CV/VC,30岁为13%,50岁为20%;CC/TLC<45%。

(二)最大呼气流量-容积曲线

最大呼气流量-容积曲线(MEFV)为受试者在做最大用力呼气过程中,将呼出的气体容积与相应的呼气流量记录下来的曲线,或称流量-容积曲线(V-V曲线)。临床上常用VC 50%和VC 25%时的呼气瞬时流量(V_{50}和V_{25})作为检测小气道阻塞的指标,凡两指标的实测值/预计值<70%,且V_{50}/V_{25}<2.5即认为有小气道功能障碍。

三、换气功能检查

(一)通气/血流比例

在静息状态下,健康成人每分钟肺泡通气量约4 L,血流量约5 L,二者比例即通气/血流比例(V/Q)为0.8。在病理情况下,V/Q增大或减小,均可导致动脉氧分压降低,临床常见于肺炎、肺不张、急性呼吸窘迫综合征、肺梗死和肺水肿等情况。

(二)肺泡弥散功能测定

肺泡弥散是肺泡内气体中的氧和肺泡壁毛细血管中的二氧化碳,通过肺泡壁毛细血管膜进行气体交换的过程。临床上弥散障碍主要是指氧的弥散障碍。弥散量如小于正常预计值的80%,提示弥散功能障碍,常见于肺间质纤维化、气胸、肺水肿、先天性心脏病、风湿性心脏病等情况。弥散量增加可见于红细胞增多症、肺出血等。临床上常用的单次呼吸法的正常值:男性为187.52~288.8 mL/(kPa·min);女性为156.77~179.7 mL/(kPa·min)。

四、肺顺应性

肺顺应性用以反映肺组织的弹性,通常包括肺顺应性、胸壁顺应性和总顺应性。肺顺应性分为静态顺应性和动态顺应性两种。静态顺应性是指在呼吸周期中气流被短暂阻断时测得的肺顺应性,它反映肺组织的弹性,正常值为2.0 L/kPa;动态顺应性是在呼吸周期中气流未被阻断时的肺顺应性,它受气道阻力影响,正常值为

1.5～3 L/kPa。其值降低,见于肺纤维化等疾病;其值增加,见于肺气肿。

五、呼吸道阻力

呼吸道阻力指气体在气道内流动时所产生的摩擦力,通常用产生单位流速所需的压力差来表示。一般采用体积描记法或脉冲振荡法测定。正常值为每分钟 0.098～0.294 kPa/L(流速 0.5 L/s)。阻塞性肺疾病者呼吸道阻力增加,由于呼吸道阻力的 80% 以上来自大气道的阻力,若阻塞仅影响小气道,则阻力改变不大;限制性肺疾病者呼吸道阻力多降低。

六、血液气体分析

动脉血气分析包括动脉血氧分压、动脉血二氧化碳分压和动脉氢离子浓度的测定,并根据相关的方程式由上述 3 个测定值计算出其他多项指标,从而判断肺换气功能及酸碱平衡的状况。血气分析的主要指标有以下几种。

(一)动脉血氧分压(PaO_2)

PaO_2 是指血液中物理溶解的氧分子所产生的压力。正常值为 12.6～13.3 kPa(95～100 mmHg)。PaO_2 可作为判断低氧血症及呼吸衰竭的指标。

(二)动脉血氧饱和度(SaO_2)

SaO_2 是单位血红蛋白含氧百分数,正常值为 95%～98%。SaO_2 也是反映机体是否缺氧的一个指标。但由于血红蛋白解离曲线(ODC)呈"S"形,较轻度的缺氧时,尽管 PaO_2 已有明显下降,SaO_2 可无明显变化,因此 SaO_2 反映缺氧并不敏感,且有掩盖缺氧的潜在危险。

(三)动脉血氧含量(CaO_2)

CaO_2 指单位容积的动脉血液中所含氧的总量,包括与血红蛋白结合的氧和物理溶解的氧两个部分。正常值为 8.55～9.45 mmol/L(19～21 mL/dL)。CaO_2 是反映动脉血携氧量的综合性指标。慢性阻塞性肺疾病患者的 CaO_2 值随着 PaO_2 降低而降低,但血红蛋白含量正常或升高;贫血患者虽然 PaO_2 正常,而 CaO_2 随着血红蛋白的降低而降低。

(四)动脉血二氧化碳分压($PaCO_2$)

$PaCO_2$ 是指物理溶解在动脉血中的 CO_2(正常时每 100 mL 中溶解 2.7 mL)分子所产生的张力。其正常值为 4.7～6.0 kPa(35～45 mmHg),均值为 5.33 kPa(40 mmHg)。当呼吸衰竭时,如果 $PaCO_2 > 6.7$ kPa(50 mmHg),称为 Ⅱ 型呼吸衰竭。另外,$PaCO_2$ 也是判断呼吸性酸或碱中毒的指标。

(五)pH 值

pH 值是血液中氢离子浓度的指标或酸碱度。正常值为 7.35～7.45。pH

<7.35为失代偿性酸中毒,存在酸血症;pH>7.45 为失代偿性碱中毒,存在碱血症。临床上不能单用 pH 值来判断是代谢性还是呼吸性酸碱失衡,应结合其他指标进行综合判断。

(六)标准碳酸氢盐(SB)

SB 是指在 38 ℃,血红蛋白完全饱和时,$PaCO_2$ 为 5.3 Kpa(40 mmHg)的气体平衡后的标准状态下所测得的血浆 HCO_3^- 浓度。SB 正常值为 22~27 mmol/L,平均为 24 mmol/L。SB 是单纯反映代谢因素的指标,一般不受呼吸因素的影响。

(七)实际碳酸氢盐(AB)

AB 是指在实际 $PaCO_2$ 和血氧饱和度条件下所测得的血浆 HCO_3^- 含量,正常值为 22~27 mmol/L,平均值为 24 mmol/L。AB 在一定程度上受呼吸因素的影响。当呼吸性酸中毒时,AB>SB;当呼吸性碱中毒时,AB<SB;相反,代谢性酸中毒时,AB=SB,小于正常值;代谢性碱中毒时,AB=SB,大于正常值。

(八)缓冲碱(BB)

BB 指血液中一切具有缓冲作用的碱性物质的总和,包括 HCO_3^-、Hb^- 和血浆蛋白、HPO_4^{2-}。BB 正常值为 45~50 mmol/L。BB 是反映代谢性因素的指标,减少提示代谢性酸中毒,增加提示代谢性碱中毒。

(九)碱剩余(BE)

BE 是指在标准状态(与 SB 者相同)下,将血液标本滴定至 pH 值等于 7.40 时所需要的酸或碱的量,反映缓冲碱的增加或减少。BE 是反映代谢性因素的指标,正常值为(0±2.3)mmol/L。碱多,BE 为正值;酸多,BE 为负值。

(十)血浆二氧化碳总量(TCO_2)

TCO_2 是指血浆中结合的和物理溶解的 CO_2 总含量。其中 HCO_3^- 占总量的95%以上,故 TCO_2 基本反映 HCO_3^- 的含量。TCO_2 受呼吸因素影响,故在判断混合性酸碱失调时,其应用受到限制。

第六节 胃 液 检 查

胃液由胃黏膜各种细胞分泌的消化液及其他成分组成,主要含有壁细胞分泌的盐酸,主细胞分泌的胃蛋白酶原,黏膜表面上皮细胞、贲门腺、胃底腺和幽门腺颈黏液细胞分泌的黏液等。胃分泌功能受神经、内分泌和食物及其他刺激因子等因素调节。胃、十二指肠及全身性疾病均可引起胃分泌功能异常,使胃液的量和成分发生变化。在其诸多成分中,胃酸分泌功能检查具一定实用价值,受到临床重视,而胃蛋白酶、黏液等检测很少应用。

一、胃液的收集

一般经插入胃管收集胃液。食管癌、食管狭窄、食管静脉曲张、心力衰竭、严重冠心病患者不宜插管。检查前停用一切对胃分泌功能有影响的药物,如抗胆碱能药物至少停用 48 小时,H_2 受体阻滞剂(H_2RA)、质子泵抑制剂(PPIS)需停用 24 小时。检查前禁食 12～14 小时,患者清晨空腹,取坐位或半卧位,经口插入消毒胃管,咽反射敏感者可改经鼻孔插入。操作者动作应敏捷、轻柔,尽量避免诱发咽反射和呕吐反射。当胃管插至 45 cm 标记处时,提示管端已抵贲门下,可注入少量空气,使胃壁撑开,避免胃管在胃内打折。然后嘱患者改左侧卧位,继续插管至 52～55 cm 标记处,管端达大弯侧胃体中部,即胃最低部位。插入时也可借助 X 线检查定位。嘱患者饮 20 mL 水后如能回抽出 16 mL 以上,说明胃管定位适当。用胶布将胃管固定于上唇部。在患者改变多种体位,如头低左侧卧位、俯卧位等过程中反复抽吸胃液,力求将空腹胃液抽尽;也可使用电动吸引器负压抽吸,压力维持在 4.0～6.7 kPa(30～50 mmHg)。然后根据临床需要,进行各种试验。此外,可应用胃液采集器获取微量胃液。方法:空腹时用温开水 10 mL 吞服胃液采集器;患者取右侧卧位;15 分钟后由牵引线拉出采集器,可挤出胃液 1.5～2.0 mL,足够用于生化检测。

二、检查内容

(一)一般性状检查

1.量

正常人空腹 12 小时胃液量为 10～70 mL,不超过 100 mL。超过此值视为基础胃液增多,见于:①胃液分泌过多,如十二指肠溃疡、胃泌素瘤等。②胃排空延缓,如胃轻瘫、幽门梗阻等。胃液不足 10 mL 者为分泌减少,主要见于慢性萎缩性胃炎和胃排空亢进。

2.色

正常胃液或为清晰无色,或因混有黏液而呈混浊的灰白色。如为黄色或绿色,为胆汁反流所致;咖啡色胃液提示有上消化道出血。

3.气味

正常胃液有酸味。胃排空延缓时则有发酵味、腐臭味;晚期胃癌患者的胃液常有恶臭味;低位小肠梗阻时可有粪臭味。

4.黏液

正常胃液中有少量黏液,分布均匀。慢性胃炎时黏液增多,使胃液稠度增大。

5.食物残渣

正常空腹时胃液不含食物残渣,如有食物残渣,提示机械性或功能性胃排空延缓。

(二)化学检查

1.胃酸分泌功能测定

(1)胃液酸度滴定和酸量计算法。胃液中游离酸即盐酸,正常人空腹时为 $0\sim$ 30 mmol/L,平均为 18 mmol/L。结合酸指与蛋白质疏松结合的盐酸。总酸为游离酸、结合酸和各种有机酸之总和,正常值为 $10\sim50$ mmol/L,平均为 30 mmol/L。用碱性溶液滴定胃液首先被中和的是游离酸,然后有机酸和结合酸相继解离,直至被完全中和。根据滴定所用碱性溶液的浓度和毫升数,计算出胃液的酸度。以往用两种不同阈值的 pH 指示剂,如特普弗氏试剂(0.5 g 二甲氨偶氮苯溶于 95% 乙醇 100 mL中)在 pH 为 3.5 时由红色转变为黄色,此时酸度代表游离酸;酚酞 pH 为 $8\sim10$ 时变为微红且不褪色,可表示总酸。目前,应用酚红作为 pH 指示剂,pH 为 7.0 变红色;用碱性溶液一次滴定至中性,测定总酸。常用碱性液为 100 mmol/L 或 50 mmol/L 浓度的氢氧化钠溶液。用于滴定的胃液取 10 mL 即可,需预先滤去食物残渣。滴定后按下列公式计算酸度。

酸度(mmol/L)＝NaOH 浓度(mmol/L)×NaOH 消耗量(mL)÷被滴定胃液量(mL)。

胃酸分泌试验还常测定每小时酸量或连续 4 个 15 分钟酸量之和。每小时酸量的计算方法如下。酸量(mmol/h):酸度(mmol/L)×每小时胃液量(L/h)。

除上述滴定中和测定胃酸外,还可测定胃液中 Cl^- 浓度和 pH 值,然后查表求出酸分泌量。

(2)基础酸排出量、最大酸排出量和高峰酸排出量测定:①基础酸量(BAO)为刺激因子刺激前 1 小时分泌的酸量;②最大酸排出量(MAO)为刺激后 1 小时分泌的酸量;③高峰酸排出量(PAO)刺激后 2 个连续分泌最高 15 分钟酸量之和乘以 2,在同一患者 PAO>MAO。刺激因子可选用磷酸组胺或五肽胃泌素。后者系生理性物质,所用剂量为 6 μg/kg 时不良反应较小,故临床首选其作为刺激因子。

五肽胃泌素胃酸分泌试验方法如下:在插入胃管后抽尽空腹胃液。收集 1 小时基础胃液,测定 BAO。然后皮下或肌内注射五肽胃泌素,剂量按 6 μg/kg 计算。再收集刺激后 1 小时胃液,一般每 15 分钟装1瓶,连续收集 4 瓶。计算每瓶的胃液量和酸量,求出 MAO 和 PAO。

临床意义：BAO 常受神经、内分泌等因素影响，变动范围较大。如估计其对个别被测者有诊断价值，则需连续 2～3 小时测定 BAO。壁细胞对胃泌素刺激的敏感性及种族、年龄、性别、体重等因素也可影响 MAO 和 PAO。国内外资料均表明，正常人和消化性溃疡患者所测得的胃酸值常有重选，故该项检查已不作为常规应用。在下列情况下该指标有参考价值：①刺激后无酸，且胃液 pH＞6，可诊断为真性胃酸缺乏，见于萎缩性胃炎、恶性贫血和胃癌患者。因此，有助于鉴别胃溃疡为良性抑或恶性。②排除或肯定胃泌素瘤，如果 BAO＞15 mmol/L，MAO＞60 mmol/L，BAO/MAO＞60％，提示有胃泌素瘤可能，应进一步测定血清促胃液素。③对比胃手术前后测定结果，如术后 MAO 较术前下降 70％（＜3 mmol/L），提示迷走神经完全切断；术后 MAO＞19 mmol/L 则切除不完全；如术后 BAO、PAO 逐渐增高，可能发生了吻合口溃疡。④评定抗酸药物的疗效。

2.胰岛素释放试验

该试验用于迷走神经切断术后，估计迷走神经切断是否完全。其原理为注射胰岛素诱发低血糖，可刺激大脑的迷走神经中枢，引起迷走神经介导的胃酸和胃蛋白酶原分泌增加。据报道，该试验阳性者 2 年以后溃疡发生率可达 65％。

本试验宜在手术 6 个月后进行。方法：插胃管，收集 1 小时基础分泌胃液；然后静脉注射胰岛素 20 U；随后每 15 分钟收集一次胃液标本，连续收集 8 次，分别测定每个标本的量和酸量。另外在注射胰岛素前 45 分钟和注射后 90 分钟分别采血，测血糖，以证实注射后发生了低血糖。标准胰岛素释放试验可诱发严重低血糖，50％以上患者发生心律失常，因此原有心脏病、低血钾、年龄超过 50 岁的患者禁做此试验。试验过程中应密切注意患者出现的低血糖反应。

出现下列情况为阳性结果：①注射胰岛素后任何一个标本的酸度较注射前最大酸度增加幅度超过 20 mmol/L；或基础标本胃酸缺乏，而用药后酸度≥10 mmol/L。②在上述标准基础上，用药后第 1 小时呈现早期阳性结果。③注射后任何 1 小时胃液量较基础值增加。④基础酸排出量＞2 mmol/L。⑤注射后任何 1 小时酸量较注射前增加 2 mmol/L。

目前已很少开展迷走神经切断术，而且胰岛素释放试验危险性较大，故已很少应用。

3.胃液内因子检测

测定胃液内因子有助诊断恶性贫血。对具有一个或多个维生素 B_{12} 吸收不良病因的患者及怀疑成年和青少年类型恶性贫血的患者，该试验是辅助诊断项目之一。

从刺激后抽出的胃液中取样：先将胃液滴定至 pH＝10，使胃蛋白酶失活 20 分钟；在检测或储存前再将其 pH 恢复到 7。用放射免疫法或淀粉凝胶电泳法测其中内因子。恶性贫血在我国罕见，该试验很少开展。

4.粪便隐血试验

正常人胃液中不含血液，粪便隐血试验阴性。当胃液呈咖啡残渣样，怀疑上消化道出血时，常需做粪便隐血试验加以证实。粪便隐血试验方法较敏感，即使口腔少量出血或插胃管时损伤了黏膜也可产生阳性结果，临床判断时应加以注意。

5.胃液多胺检测

多胺是一类分子量很小的羟基胺类有机碱，主要有腐胺、精胺和精脒。多胺与恶性肿瘤的发生、消长和复发有一定的内在联系，可视为一种恶性肿瘤标志物。胃癌患者胃液中的多胺水平显著升高，检测多胺对诊断胃癌，估计其临床分期及预后有一定价值，还可作为胃癌术后或其他治疗后随访的指标。

6.胃液表皮生长因子检测

表皮生长因子(EGF)具有抑制胃酸分泌和保护胃肠黏膜的功能。可用放射免疫法测定胃液中 EGF。轻度浅表性胃炎患者基础胃液 EGF 浓度为(0.65 ± 0.31)ng/mL，排出量为(31.48 ± 7.12)ng/h；消化性溃疡患者基础胃液及五肽胃泌素刺激后胃液中 EGF 均明显降低。目前该检查尚在临床研究阶段，其意义有待进一步阐明。

7.胃液胆汁酸检测

胃液中混有胆汁酸是诊断胆汁反流性胃炎的依据之一。胆汁酸有去垢作用，可损害胃黏膜。采用高效液相色谱法、紫外分光光度法测定胃液中的二羟基胆烷酸、三羟基胆烷酸、总胆汁酸等。正常人胃液中胆汁酸的含量极微，胆汁反流、慢性浅表性胃炎、慢性萎缩性胃炎、十二指肠溃疡等患者胃液中胆汁酸含量明显升高。

8.胃液尿素氮检测

幽门螺杆菌含尿素酶，分解尿素。正常人胃液尿素氮以 1.785 mmol/L 为临界值，低于此值提示幽门螺杆菌感染。在治疗过程中随细菌被清除胃液尿素氮水平逐步升高，故可作为观察疗效的指标之一。肾功能不全或其他原因引起血清尿素氮增高时可影响测定结果。

9.胃液癌胚抗原(CEA)检测

检测胃液 CEA 可作为胃癌或癌前期疾病初筛或随访的指标。国内报告用胃液采集器取微量胃液，联合检测其中 CEA、幽门螺杆菌抗体、氨基己糖、总酸、游离酸、胃泌素、pH 和总蛋白 8 项指标，然后用程序进行分析判断，诊断胃癌的准确性达96.42%。

(三)显微镜检查

由于胃液中胃蛋白酶和盐酸能破坏细胞、细菌,即使标本抽取后立即送验,阳性率仍不高,且意义也不大。脱落细胞检查对诊断胃癌有一定帮助。

第七节　诊断试验膳食

诊断试验膳食是指在临床诊断或治疗过程中,短期内暂时调整患者的膳食内容以避免膳食中某些因素的干扰,配合和辅助临床诊断或观察疗效的膳食。其包括胆囊造影检查膳食、胃肠运动试验膳食、肌酐试验膳食、葡萄糖耐量试验膳食、潜血试验膳食及钙、磷代谢试验膳食等。另外,随着物理诊断仪的发展与改进,诊断试验膳食也在发生变化,如 CT 扫描检查膳食、胰腺 B 超检查膳食。诊断试验膳食的主要目的是排除膳食对试验结果的影响或限制某种营养素对试验结果的影响,而有利于临床医师对实验结果作出客观的评价。所以,诊断试验膳食总是伴随着临床试验项目而存在和发展的。

一、内分泌疾病诊断试验膳食

内分泌疾病诊断试验膳食较多,根据试验目的的不同,可分为反映胰腺内分泌功能的试验膳食,如葡萄糖耐量试验膳食及馒头餐试验;反映甲状腺功能检查的^{131}I 试验膳食;反映甲状旁腺功能检查的低钙、正常磷膳食,低蛋白-无肌酐-正常钙、正常磷膳食,限磷代谢膳食及钙滴注试验膳食;反映肾上腺皮质功能的试验膳食如钾、钠定量试验膳食,限钠试验膳食及钠负荷试验膳食等。

二、胰腺功能试验膳食

葡萄糖耐量试验:适用于血糖高于正常范围而又未达到糖尿病诊断标准者。

膳食原则及方法:检查前 3 天碳水化合物摄入量不少于 250 g,有正常的体力活动至少 3 天。晨行检查前,过夜空腹 10～14 小时。上午 8:30 以前抽空腹血,然后饮用含 75 g 葡萄糖的水 250～300 mL,5 分钟内饮完。若空腹血糖＞15.0 mmol/L 或 1 型糖尿病、有酮症倾向者,以 100 g 面粉馒头替代,10～15 分钟内吃完。于饮糖水或吃完馒头后 0.5、1、2、3 小时各抽血一次,测定血糖值。试验前禁用酒、咖啡、茶,保持情绪稳定。

三、甲状腺功能试验膳食

吸碘试验膳食:用于甲状腺功能异常的诊断。其适用于甲状腺功能亢进和甲状腺功能减退症者。协助同位素检查,以排除干扰,明确诊断,检查后恢复原膳食。

膳食原则:检查前 2 个月需禁食海带、海蜇、紫菜、贝类等海鲜类食物;检查前 2 周,停用一切影响甲状腺功能的药物,如碘制剂、甲状腺激素、抗甲状腺药物。

四、甲状旁腺功能试验膳食

(一)低钙正常磷膳食

低钙正常磷膳食用于甲状旁腺功能亢进的诊断。

正常人服用低钙膳食后尿钙排出量迅速减少,而甲状旁腺功能亢进的患者则不然。试验膳食时间为 5 天,前 3 天为适应期,后 2 天为试验期,每日膳食中钙含量不超过 150 mg,磷含量为 600~800 mg。试验最后一天测尿钙水平。

(二)低蛋白正常钙磷膳食

其可测肾小管回吸收磷功能。肾小管回吸收磷的正常值>80%,若低于此值则为不正常。试验时间为 5 天,前 3 天为适应期,后 2 天为试验期,每日膳食中钙含量为 500~800 mg,磷含量为 600~800 ng,蛋白含量不超过 40 g,试验过程中忌食各种肉类用以测定内生肌酐清除率。

(三)限磷试验膳食

已有明显的高血钙、低血磷的甲状旁腺功能亢进症患者不宜做此试验,否则有诱发甲状旁腺危象的危险。

膳食原则及方法:限磷试验膳食为期 6 天,分别测试验膳食前 1 天及试验膳食第 1 天、第 3 天、第 6 天的空腹血钙、磷及 24 小时尿磷,进行比较。

五、肾上腺皮质功能试验

钾、钠定量试验膳食:受试者接受正常钾、钠固定膳食 2 周,膳食适应 2~3 天后留 24 小时尿测定钾、钠水平,同时测定血钾、血钠水平及二氧化碳结合力。完成尿血钾、钠等测定后即给予口服螺内酯,每次 80~100 mg,每日 4 次,连续服用 5 天。服药 5 天后留 24 小时尿测定钾、钠,并同时测定血钾、钠水平及二氧化碳结合力。要求每日膳食固定供给钾 60~100 mmol,钠 150~160 mmol。

六、其他试验膳食

(一)胰腺 B 型超声检查膳食

其用于检查胰腺有无病变及肿块。检查前 3 天膳食中不含动物性食物及其制品,烹调用油亦应严格限制。膳食原则是低脂肪、富含碳水化合物及维生素。禁食有刺激性食物,如辣椒、咖啡、浓茶、酒等。要求全日膳食中脂肪量应<40 g,碳水化

合物占全日总热能比例在 70% 左右。

(二)CT 检查试验膳食

CT 检查试验膳食用于腹部各器官电子扫描检查。

腹部扫描前 4 小时禁食,扫描前 3 天不吃含金属元素的药物,如铁、锌、钙、钠、钾、铋等制剂,以及含金属元素丰富的食物,如牛奶、豆腐、动物血、咸菜等,同时应限制产气的食物如黄豆、洋葱、薯类、甜食等摄入,这些食物易产生人工伪影而影响检查结果,易发生误诊。

第二章

心内科常见疾病

第一节　心　律　失　常

一、快速性心律失常

(一)期前收缩

期前收缩是指起源于窦房结以外的任何部位的冲动提前出现。正常人与各种心脏病患者均可发生,可有心悸,与频发程度不直接相关,通常无需治疗。

1.房性期前收缩

房性期前收缩冲动起源于心房的任何部位。正常成年人进行 24 小时心电图检测,大约 60% 有房性期前收缩发生。各种器质性心脏病患者均可发生房性期前收缩,并可能是快速性房性心律失常的先兆。P 波提前发生,与窦性 P 波形态不同,可无 QRS 波发生(被称为阻滞的或未下传的房性期前收缩)或缓慢传导(下传的 PR 间期延长)现象。房性期前收缩下传的 QRS 波群形态通常正常,亦可出现宽大畸形的 QRS 波群,称为室内差异性传导。房性期前收缩常使窦房结提前发生除极,因而包括期前收缩在前、后两个窦性 P 波的间期,短于窦性 P-P 间期的 2 倍,称为不完全性代偿间歇,通常可不治疗。当有明显症状或因房性期前收缩触发室上性心动过速时,应给予治疗。吸烟、饮酒与喝咖啡均可诱发房性期前收缩,应劝导患者戒除或减量。治疗药物包括普罗帕酮、莫雷西嗪或 β 受体阻滞剂。

2.房室交界性期前收缩

房室交界性期前收缩简称交界性期前收缩,冲动起源于房室交界区,可前向和逆向传导,分别产生提前发生的 QRS 波群与逆行 P 波。逆行 P 波可位于

QRS 波群之前(PR 间期<0.12 秒)、之中或之后(PR 间期<0.20 秒)。QRS 波群形态正常,当发生室内差异性传导,QRS 波群形态可有变化。治疗同房性期前收缩。

3.室性期前收缩

室性期前收缩是一种最常见的心律失常。正常人与各种心脏病患者均可发生室性期前收缩。正常人发生室性期前收缩的概率随年龄的增长而增加。室性期前收缩常见于高血压、冠心病、心肌病、风湿性心脏病与二尖瓣脱垂患者。缺血、缺氧、麻醉和手术后患者也可发生室性期前收缩。洋地黄、奎尼丁、三环类抗抑郁药中毒后发生严重心律失常之前常先有室性期前收缩出现。电解质紊乱(低钾、低镁等),精神不安,过量吸烟、喝酒、喝咖啡亦能诱发。室性期前收缩常无与之直接相关的症状;每一患者是否有症状或症状的轻重程度与期前收缩的频发程度不直接相关。患者可感到心悸,类似电梯快速升降的失重感或代偿间歇后有力的心脏搏动。听诊时,室性期前收缩后出现较长的停歇,室性期前收缩的第二心音强度减弱,仅能听到第一心音。桡动脉搏动减弱或消失。

(二)心动过速

1.窦性心动过速

成年人窦性心律的频率超过 100 次/分,为窦性心动过速。刺激迷走神经可使其频率逐渐减慢,停止刺激后又加速至原先水平。心电图显示窦性心律的 P 波在 Ⅰ、Ⅱ、aVF 导联直立,aVR 倒置,PR 间期为0.12~0.20 秒,频率大多在 100~150 次/分,偶有高达 200 次/分。窦性心动过速可见于健康人吸烟、饮茶或咖啡、饮酒、体力活动及情绪激动时。某些病理状态,如发热、甲状腺功能亢进、贫血、休克、心肌缺血、充血性心力衰竭及应用肾上腺素、阿托品等药物亦可引起窦性心动过速。治疗应针对病因和去除诱发因素。必要时 β 受体阻滞剂或非二氢吡啶类钙通道阻滞剂可减慢心律。

2.室上性心动过速

(1)阵发性室上性心动过速:是一种阵发性、快速而规则的异位心律。大部分室上性心动过速由折返机制引起,折返可发生在窦房结、房室结与心房,分别称为窦房结折返性心动过速、房室结内折返性心动过速与心房折返性心动过速。此外,隐匿性房室旁路逆行传导的房室折返性心动过速习惯上亦归属室上性心动过速的范畴,但折返回路并不局限于房室交界区。其特点是突然发作、突然停止,心率常在 160~250 次/分,心律绝对规则,持续数秒、数分钟或数小时、数天。患者通常无器质性心脏病表现,不同性别与年龄均可发生。心悸可能是唯一的

— 51 —

表现,但如果患者有冠心病或其他心脏病史,就可能出现头晕、乏力、呼吸困难、心绞痛、晕厥表现,心电图检查有缺血的改变。刺激迷走神经的机械方法和药物对室上性心动过速者常可奏效。体格检查显示心尖区第一心音强度恒定,心律绝对规则。

(2)自律性房性心动过速:其大多数伴有房室传导阻滞的阵发性房性心动过速,因自律性增高引起。心肌梗死、肺部慢性疾病、大量饮酒及各种代谢障碍均可为它的致病原因。洋地黄中毒特别在低血钾时易发生这种心律失常。发作呈短暂、间歇或持续发生。当房室传导比率发生变动时,听诊心律不恒定,第一心音强度变化。心电图表现:①心率通常为 150~200 次/分;②P 波形态与窦性者不同,在Ⅱ、Ⅲ、aVF 导联通常直立;③常出现二度Ⅰ型或Ⅱ型房室传导阻滞,呈现 2:1 房室传导者亦属常见,但心动过速不受影响;④P 波之间的等电线仍存在(与心房扑动时等电线消失不同);⑤刺激迷走神经不能终止心动过速,仅加重房室传导阻滞;⑥发作开始时心率逐渐加速。

(3)非阵发性房室交界性心动过速:其发生机制与房室交界区组织自律性增高或触发活动有关。最常见原因为洋地黄中毒,其他为下壁心肌梗死、心肌炎、急性风湿热或心瓣膜手术后,偶见于正常人。心动过速发作起始与终止时心率逐渐变化,心率为 70~150 次/分或更快,心律通常规则。QRS 波群正常。自主神经系统张力变化可影响心率快慢。如心房活动由窦房结或异位心房起搏点控制,可发生房室分离。洋地黄使用过量者,常合并房室交界区文氏传导阻滞,使心室率变得不规则。

(4)预激综合征:又称 WPW 综合征,是指心电图呈预激表现,临床上有心动过速发作。心电图的预激是指心房冲动经房室旁路或肯特束,提前激动心室的一部分或全体。除肯特束以外,尚有 3 种较少见的旁路:①房-希氏束;②结室纤维;③分支室纤维。这些解剖联系构成不尽相同的心电图表现。患者大多无其他心脏异常征象。预激综合征可见于任何年龄,以男性居多。预激本身不引起症状,其中大约 80%心动过速发作为房室折返性心动过速,15%~30%为心房颤动,5%为心房扑动。频率过于快速的心动过速(特别是持续发作心房颤动),可恶化为心室颤动或导致充血性心力衰竭、低血压。

3.室性心动过速

室性心动过速常发生于各种器质性心脏病患者。本病最常见为冠心病,特别是曾有心肌梗死的患者。其次是心肌病、心力衰竭、二尖瓣脱垂、心瓣膜病等患者,其他病因包括代谢障碍、电解质紊乱、长 QT 综合征等。室性心动过速偶可发生于无器质性心脏病者。

(1)临床症状:包括低血压、少尿、晕厥、气促、心绞痛等。症状轻重与发作时心室率、持续时间、基础心脏病变和心功能状况相关。非持续性室性心动过速(发作时间短于 30 秒,能自行终止)的患者通常无症状。持续性室性心动过速(发作时间超过 30 秒,需药物或电复律始能终止)者常伴有明显血流动力学障碍与心肌缺血。

(2)心电图特征:①3 个或 3 个以上的室性期前收缩连续出现。②QRS 波群形态畸形,时限超过 0.12 秒;T 波方向与 QRS 波群主波方向相反。③心室率通常为 100~250 次/分;心律规则,但亦可略不规则。④房室分离,通常发作突然开始。⑤心室夺获表现为在 P 波之后,提前发生一次正常的 QRS 波群。⑥室性融合波,QRS 波群形态介于窦性与异位心室搏动之间,其意义为部分夺获心室。心室夺获与室性融合波的存在对确立室性心动过速诊断提供重要依据。⑦全部心前区导联 QRS 波群主波方向呈同向性,即全部向上或向下。按室性心动过速发作时 QRS 波群的形态,可将室性心动过速区分为单形性室性心动过速和多形性室性心动过速。QRS 波群方向呈交替变换者称双向性室性心动过速。

(3)目前对于室性心动过速的治疗一般遵循的原则:持续性室性心动过速发作,无论有无器质性心脏病,应给予治疗。有器质性心脏病或有明确诱因者应首先给予针对性治疗;无器质性心脏病患者发生非持续性短暂室性心动过速,如无症状或血流动力学影响,处理的原则与室性期前收缩相同。如患者已出现低血压、休克、心绞痛、充血性心力衰竭或脑血流灌注不足等症状,应迅速施行同步直流电复律。洋地黄中毒引起的室性心动过速,不宜用电复律,应给予药物治疗。如无显著的血流动力学障碍,首先给予静脉注射利多卡因或普鲁卡因胺,同时静脉持续滴注,也可静脉注射普罗帕酮(不宜用于心肌梗死或心力衰竭的患者),其他药物无效时,可选用胺碘酮静脉注射或改用直流电复律。持续性室性心动过速患者,如病情稳定,可经静脉插入电极导管至右心室,应用超速起搏终止心动过速,但应用时会使心率加快,室性心动过速恶化转变为心室扑动或心室颤动。

应努力寻找和治疗使室性心动过速持续的可逆性病变,例如缺血、低血压及低血钾等。治疗充血性心力衰竭有助于减少室性心动过速发作。窦性心动过缓或房室传导阻滞时,心室率过于缓慢,亦加快室性心律失常的发生,可给予阿托品治疗或应用人工心脏起搏。目前除了 β 受体阻滞剂、胺碘酮以外,尚未能证实其他抗心律失常药物能降低心源性猝死的发生率。况且,抗心律失常药物本身亦会导致或加重原有的心律失常。植入式心脏复律除颤器、外科手术亦已成功应用于选择性病例。对于无器质性心脏病的特发性单源性室性心动过速者导管射频消融术根除发作疗效甚佳。对某些冠心病合并室性心动过速的患者,单独的冠状动脉旁路移植术不能保证达到根除室性心动过速发作的目的。

(三)心房扑动和心房颤动

1.心房扑动

(1)心电图特征:心房活动呈现规律的锯齿状扑动波称为 F 波,扑动波之间的等电线消失,在 Ⅱ、Ⅲ、aVF 或 V₁ 导联最为明显。典型心房扑动的心房率通常为 250～300 次/分;心室率规则或不规则,取决于房室传导比率是否恒定。当心房率为 300 次/分,未经药物治疗时,心室率通常为 150 次/分(2∶1 房室传导)。预激综合征和甲状腺功能亢进并发的心房扑动,房室传导可达 1∶1,产生极快的心室率;QRS 波群形态正常,当出现室内差异传导,原先有束支传导阻滞或经房室旁路下传时,QRS 波群增宽、形态异常。

(2)应针对原发疾病进行治疗,最有效终止心房扑动的方法是直流电复律。通常应用很低的电能(低于 50 J),便可迅速将心房扑动转复为窦性心律。如电复律无效或已应用大剂量洋地黄不适宜电复律者,可将电极导管插至食管的心房水平或经静脉穿刺插入电极导管至右心房处,以超过心房扑动频率起搏心房,此法能使大多数典型心房扑动转复为窦性心律或心室率较慢的心房颤动。射频消融术可根治心房扑动,对于症状明显或引起血流动力学不稳定的心房扑动,应选用射频消融术治疗。

钙通道阻滞剂如维拉帕米或地尔硫䓬,能有效减慢心房扑动时的心室率。超短效的 β 受体阻滞剂如艾司洛尔,亦可减慢心房扑动时的心室率。胺碘酮对预防心房扑动复发有效,200 mg,每天 3 次,应用 1 周后减为 200 mg,每天 2 次,应用 1 周;再减为 200 mg,每天 1 次;维持量可减至每天 200 mg,每周应用 5～7 天。洋地黄制剂(地高辛)减慢心室率的效果较差,常需较大剂量始能达到目的,可联合应用 β 受体阻滞剂或非二氢吡啶类钙通道阻滞剂。Ⅰa 或 Ⅰc 类抗心律失常药能有效转复心房扑动并预防复发。但使用奎尼丁、普罗帕酮、莫雷西嗪等药物,心房率减慢至 200 次/分以下,房室传导比率可恢复至 1∶1,导致心室率显著加速,应事前以洋地黄、钙通道阻滞剂或 β 受体阻滞剂减慢心室率,如心房扑动患者合并冠心病、充血性心力衰竭等时,应用 Ⅰa 或 Ⅰc 类药物容易导致严重室性心律失常。索他洛尔亦可用作预防心房扑动,但不宜用于心肌缺血或左心室功能不全的患者。如心房扑动持续发作,Ⅰ类与Ⅲ类药物均不应持续应用,治疗目标旨在减慢心室率,保持血流动力学稳定。

2.心房颤动

(1)心电图表现:P波消失,代之以小而不规则的基线波动,形态与振幅均变化不定,称为f波;频率350~600次/分;心室率极不规则,通常在100~160次/分,QRS波群形态通常正常。

(2)治疗:初次发作的心房颤动在24~48小时,通常发作可在短时间内自行终止。如患者发作开始时已呈现急性心力衰竭或血压下降明显,宜紧急施行电复律。对于症状显著但血流动力学稳定者,静脉注射β受体阻滞剂或钙通道阻滞剂,使安静时心率保持在60~80次/分,轻微运动后不超过100次/分,洋地黄仍可选用,但已不作为首选用药。必要时,洋地黄与β受体阻滞剂或钙通道阻滞剂合用。心力衰竭与低血压者忌用β受体阻滞剂与维拉帕米,预激综合征合并心房颤动者禁用洋地黄、β受体阻滞剂与钙通道阻滞剂。经以上处理后,心房颤动常在24~48小时内自行转复,仍未能恢复窦性心律者,可应用Ⅰa(奎尼丁、普鲁卡因胺)、Ⅰc类(普罗帕酮)或Ⅲ类(胺碘酮)药物或电复律。奎尼丁、Ⅰc类药可致室性心律失常,严重器质性心脏病患者不宜使用。胺碘酮致心律失常发生率最低。

3.心室扑动与心室颤动

心室扑动与心室颤动常见于缺血性心脏病。此外,抗心律失常药物,特别是引起QT间期延长与尖端扭转的药物,严重缺氧、缺血、预激综合征合并心房颤动与极快的心室率、电击伤等亦可引起心室扑动与心室颤动。心室扑动与心室颤动为致命性心律失常。心电图心室扑动呈正弦图形,波幅大而规则,频率为150~300次/分(通常在200次/分以上),有时难以与室性心动过速鉴别。心室颤动的波形、振幅与频率均极不规则,无法辨认QRS波群、ST段与T波。急性心肌梗死的原发性心室颤动,可由于舒张早期的室性期前收缩落在T波上,触发室性心动过速,然后演变为心室颤动。临床症状包括意识丧失、抽搐、呼吸停顿甚至死亡,听诊心音消失,脉搏触不到,血压亦无法测到。伴随急性心肌梗死发生而不伴有泵衰竭或心源性休克的原发性心室颤动者,预后较佳,抢救存活率较高,复发率很低。相反,不伴随急性心肌梗死的心室颤动,1年内复发率为20%~30%。心室扑动与心室颤动的治疗主要是在心肺复苏的基础上进行电复律治疗。

二、缓慢性心律失常

冲动在心脏传导系统的任何部位传导时均可发生减慢或阻滞。如发生在窦房结与心房之间,称窦房传导阻滞;在心房与心室之间,称房室传导阻滞;位于心房内,称房内传导阻滞;位于心室内,称为室内传导阻滞。

按照传导阻滞的严重程度,通常可将其分为3度。一度传导阻滞的传导时间延长,全部冲动仍能传导。二度传导阻滞,分为两型:莫氏Ⅰ型和Ⅱ型。Ⅰ型传导阻滞表现为传导时间进行性延长,直至一次冲动不能传导;Ⅱ型传导阻滞表现为间歇出现的传导阻滞。三度传导阻滞又称完全性传导阻滞,此时全部冲动不能被传导。

(一)窦性缓慢性心律失常

窦性缓慢性心律失常包括窦性心动过缓、窦性停搏、窦房传导阻滞、病态窦房结综合征等。

1.窦性心动过缓

成年人窦性心律的频率低于60次/分,称为窦性心动过缓。窦性心动过缓常同时伴有窦性心律失常(不同P-P间期的差异>0.12秒),常见于健康的青年人、运动员与睡眠状态时。其他原因包括颅内疾病、严重缺氧、低温、甲状腺功能减退、阻塞性黄疸,以及应用拟胆碱药物、胺碘酮、β受体阻滞剂、非二氢吡啶类的钙通道阻滞剂或洋地黄等药物。窦房结病变和急性下壁心肌梗死亦常发生窦性心动过缓。无症状的窦性心动过缓通常无须治疗。如因心率过慢,出现心排血量不足症状,可应用阿托品、麻黄碱或异丙肾上腺素等药物,但长期应用往往效果不确定,易发生严重不良反应,故应考虑心脏起搏治疗。

2.窦性停搏或窦性静止

窦性停搏或窦性静止是指窦房结不能产生冲动。心电图表现为在较正常P-P间期显著延长的间期内无P波发生或P波与QRS波群均不出现,长的P-P间期与基本的窦性P-P间期无倍数关系。长时间的窦性停搏后,下位的潜在起搏点,如房室交界处或心室,可发出单个逸搏或逸搏性心律控制心室。过长时间的窦性停搏,并且无逸搏发生时,患者可出现黑蒙、短暂意识障碍或晕厥,严重者可发生阿-斯综合征,甚至死亡。迷走神经张力增高或颈动脉窦综合征者均可发生窦性停搏。此外,急性下壁心肌梗死、窦房结变性与纤维化、脑血管意外等病变,应用洋地黄类药物、乙酰胆碱等药物亦可引起窦性停搏。

3.窦房传导阻滞

窦房传导阻滞(SAB)指窦房结冲动传导至心房时发生延缓或阻滞。理论上SAB亦可分为3度。由于体表心电图不能显示窦房结电活动,因而无法确立一度窦房传导阻滞的诊断。三度窦房传导阻滞与窦性停搏鉴别困难,特别当发生窦性心律失常时。二度窦房传导阻滞分为两型：莫氏Ⅰ型即文氏阻滞，表现为P-P 间期进行性缩短，直至出现一次长 P-P 间期，该长 P-P 间期短于基本 P-P 间期的 2 倍，此型窦房传导阻滞应与窦性心律失常鉴别；莫氏Ⅱ型阻滞时，长 P-P 间期为基本 P-P 间期的整倍数。窦房传导阻滞后可出现逸搏心律。

4.病态窦房结综合征

病态窦房结综合征是由窦房结病变导致功能减退，产生多种心律失常的综合表现。患者可在不同时间出现一种以上的心律失常。病态窦房结综合征经常同时合并心房自律性异常。部分患者同时有房室传导功能障碍。窦房结周围神经和心房肌的病变，窦房结动脉供血减少是病态窦房结综合征的病因。其他如淀粉样变性、甲状腺功能减退、某些感染（布鲁氏菌病、伤寒）、纤维化与脂质浸润、硬化与退行性变等，均可损害窦房结，导致窦房结起搏与窦房传导功能障碍；迷走神经张力增高，某些抗心律失常药物抑制窦房结功能，亦可导致窦房结功能障碍。患者出现与心动过缓有关的心、脑等脏器供血不足的症状，如发作性头晕、黑矇、乏力等，严重者可发生晕厥。如有心动过速发作，则可出现心悸、心绞痛等症状。

（二）房室交界区性缓慢性心律失常

1.房室交界区性逸搏

房室交界区性逸搏频率通常为 40～60 次/分。心电图表现为在长于正常 P-P 间期的间歇后出现一个正常的 QRS 波群，P 波缺失或逆行 P 波位于 QRS 波之前或之后。此外，亦可见到未下传至心室的窦性 P 波。

房室交界区组织在正常情况下不表现出自律性，称为潜在起搏点。下列情况时，潜在起搏点可成为主导起搏点：由于窦房结发放冲动频率减慢，低于上述潜在起搏点的固有频率；由于传导障碍，窦房结冲动不能抵达潜在起搏点部位，潜在起搏点除极产生逸搏。

2.房室传导阻滞

（1）一度房室传导阻滞：每个心房冲动都能传导至心室，但 P-R 间期超过0.20 秒。QRS 波群形态与时限可正常或呈现束支传导阻滞图形。

（2）二度房室传导阻滞：分为Ⅰ型和Ⅱ型。Ⅰ型又称文氏阻滞，是最常见的二度房室传导阻滞类型。表现：①PR 间期进行性延长，直至 1 个 P 波受阻不能下传心室。②相邻 R-R 间期进行性缩短，直至 1 个 P 波不能下传心室。③包含受阻 P 波在内的 R-R 间期小于正常窦性 P-P 间期的 2 倍。最常见的房室传导比率为 3∶2 和 5∶4。在大多数情况下，阻滞位于房室结，QRS 波群正常，极少数可位于希氏束下部,QRS波群呈束支传导阻滞图形。很少发展为三度房室传导阻滞。Ⅱ型房室传导阻滞心房冲动传导突然阻滞,但PR间期恒定不变。下传搏动的PR间期大多正常。当QRS波群增宽,形态异常时,阻滞位于希氏束浦肯野系统。若QRS波群正常,阻滞可能位于房室结构。

(3)三度房室传导阻滞,全部心房冲动均不能传导至心室。其特征:①心房与心室活动各自独立、互不相关;②心房率快于心室率,心房冲动来自窦房结或异位心房节律(房性心动过速、心房扑动或心房颤动);③心室起搏点通常在阻滞部位稍下方如位于希氏束及其近邻,心室率为40～60次/分,QRS波群正常,心律亦较稳定;如位于室内传导系统的远端,心室率可在40次/分以下,QRS波群增宽,心室律亦常不稳定。

(三)室性缓慢性心律失常

1.心室自主心律(室性逸搏心律)

频率通常为25～40次/分,QRS波群宽大畸形(>0.11秒),P波缺失或始终与QRS波群没有任何固定关系。心室自主心律是防止心室停搏的生理保护机制。

2.心室内传导阻滞

(1)右束支传导阻滞较为常见,常发生于风湿性心脏病、高血压性心脏病、冠心病、心肌病与先天性心血管病患者,亦可见于大面积肺梗死、急性心肌梗死后。此外,正常人亦可发生右束支传导阻滞。心电图QRS时限≥0.12秒,$V_{1\sim2}$导联呈rsR,R波粗钝;V_5、V_6导联呈qRS,S波宽阔。T波与QRS主波方向相反。不完全性右束支传导阻滞的图形与上述相似,但QRS时限<0.12秒。

(2)左束支传导阻滞常发生于充血性心力衰竭、急性心肌梗死、急性感染、奎尼丁与普鲁卡因胺中毒、高血压性心脏病、风湿性心脏病、冠心病与梅毒性心脏病者。左前分支阻滞较为常见,左后分支阻滞则较少见。心电图QRS时限≥0.12秒。V_5、V_6导联R波宽大,顶部有切迹或粗钝,其前方无Q波。V_1、V_2导联呈宽阔的qR波或rS波形。V_5、V_6导联T波与QRS主波方向相反。不完全性左束支传导阻滞图形与上述相似,但QRS时限<0.12秒。

(3)左前分支阻滞,额面平均QRS电轴左偏为$-45°\sim-90°$。Ⅰ、aVL导联呈qR波,Ⅱ、Ⅲ、aVF导联呈rS波形,QRS时限<0.12秒。

(4)左后分支阻滞,平均QRS电轴右偏达$+90°\sim+120°$。Ⅰ导联呈rS波,Ⅱ、Ⅲ、aVF导联呈qR波,且$R_Ⅲ>R_Ⅱ$,QRS时限<0.12秒。确立诊断前应首先排除常见引起电轴右偏的病变,如右心室肥厚、肺气肿、侧壁心肌梗死与正常变

异等。

(5)双分支阻滞与三分支阻滞:前者是指室内传导系统三分支中的任何两分支同时发生阻滞,后者是指三分支同时发生阻滞。如三分支均阻滞,则表现为完全性房室传导阻滞。阻滞分支的数量、程度、是否间歇发生等不同情况组合,可出现不同的心电图表现,最常见为右束支合并左前分支阻滞,右束支合并左后分支阻滞较罕见。当右束支传导阻滞与左束支传导阻滞两者交替出现时,双侧束支传导阻滞的诊断便可成立。

第二节 冠状动脉粥样硬化性心脏病

冠状动脉粥样硬化性心脏病(冠心病)是指冠状动脉粥样硬化或(和)功能改变(如痉挛)导致心肌血液供应减少或中断而产生的一组临床症候群,也称为缺血性心脏病。本病多发生在 40 岁以上成人,男性多于女性,脑力劳动者多见。引起本病的常见因素为高脂血症、高血压、吸烟、糖尿病、肥胖等。临床上常分为无症状型、心绞痛型、心肌梗死型、猝死型冠心病。本节重点介绍心绞痛和心肌梗死型冠心病。

一、心绞痛

心绞痛是一种常见的内科急症,主要病理改变是在冠状动脉粥样硬化、狭窄的基础上,心肌急剧缺血缺氧。临床表现为短暂的阵发性前胸压榨性疼痛或烧灼感、压迫感,可放射至心前区、左上肢或咽喉部。

(一)临床表现与诊断

1.症状

劳累、饱食、寒冷或情绪激动时易诱发心绞痛,胸部突然疼痛,常位于胸骨后,可放射至左肩、左上肢内侧达无名指与小指。疼痛性质可为压榨性、闷胀性、紧缩或压迫感,也可为烧灼感。一般疼痛时间较短,持续 3~5 分钟,很少超过 20 分钟。舌下含化硝酸甘油 0.3~0.6 mg 可在 1~3 分钟内迅速缓解。可数天一次发作,也可数星期一次,或一天内多次发作。

2.体征

发作时常见心率增快、血压升高、面色苍白、出冷汗等。

3.辅助检查

心电图检查简便可靠,疼痛间期可有非特异性的 ST 段和 T 波异常,约半数患者在正常范围;心绞痛发作时出现暂时性心肌缺血的 ST 段压低 0.1 mV 以上,可出现 T 波倒置。有条件者可做动态心电图检查,从中发现 ST-T 的改变和各种心律失常与症状的关系、持续时间及变化范围。

(二)鉴别诊断

1.急性心肌梗死

疼痛诱因多不明显,疼痛更剧烈,持续时间长,可达数小时或更久,休息或含服硝酸甘油片也不能缓解。患者常出冷汗,有濒死感,可有恶心、呕吐、上腹痛等胃肠症状。心电图检查有特异性改变。

2.心脏神经官能症

胸痛为短暂性,多在疲劳后而不是疲劳时发生,含服硝酸甘油无效。患者常伴有心悸、失眠等其他神经衰弱症状。心电图检查无异常或非特异性 T 波改变。

3.肋间神经痛

疼痛局限于肋间,伴局部压痛,通常为针刺样,有的可出现皮疹。心电图检查无异常。

(三)治疗

原则是改善冠状动脉的血供、减轻心肌氧耗、降低血压、治疗动脉粥样硬化、防止血栓形成。

1.一般治疗

低脂饮食,适当进行劳动锻炼,生活规律,保持精神愉快、情绪乐观,避免过劳和情绪激动,保证充足睡眠,戒烟,限酒。

2.发作期

发作期患者立即休息,含服硝酸甘油片,每次 0.3～0.6 mg;或硝酸异山梨酯每次 10 mg;也可用亚硝酸异戊酯 0.2 mL,包裹于手帕内压碎后吸入,10 秒钟见效。但注意用药时取坐位,以免血压骤降而摔倒。

3.缓解期

避免各种诱发因素,防止复发。控制血脂、血压等危险因素。常用药物:硝酸盐制剂,如硝酸异山梨醇酯每次 5～10 mg,3 次/日,口服;或硝酸异山梨酯每次 20 mg,2 次/日,口服。β 受体阻滞剂,如普萘洛尔每次 10～20 mg,3～4 次/日,口服;或美托洛尔每次 25～50 mg,2 次/日,口服。注意从小剂量开始。

钙通道阻滞剂,如地尔硫䓬每次 30 mg,3 次/日,口服;或硝苯地平每次 10 mg,3 次/日,口服。抗血小板治疗,常用肠溶阿司匹林每次 0.1 g,1 次/日,长期口服。他汀类药物,如洛伐他汀每次 20～40 mg,1～2 次/日;或普伐他汀每次10～40 mg,1 次/日,睡前或晚餐时口服。

4.不稳定型心绞痛的治疗

初发性心绞痛(发生症状 1 个月内者)、原有稳定心绞痛近期症状反复发作或持续时间延长或原来药物无效时,常提示病情不稳定,临床具有较高的心血管事件(如心肌梗死、心源性休克)发生率或病死率,称为不稳定型心绞痛。此时患者常需要住院治疗并尽早使用抗凝药物,有条件者可施行介入治疗或手术疗法。

5.中成药

速效救心丸 4～6 粒/次,3 次/日,急性发作时可增至 10～15 粒/次,口服;或麝香保心丸 1～2 粒/次,3 次/日,口服。

6.介入治疗

主要是经皮腔为冠状动脉成形术(PTCA)与支架植入术,目前已成为治疗冠心病的重要手段。

7.手术治疗

手术治疗适合严重的患者,手术方法为冠状动脉搭桥术。

二、心肌梗死

心肌梗死,原来曾称为心肌梗塞,是指因缺血、缺氧而导致的心肌坏死。病理改变是在冠状动脉粥样硬化的基础上,发生心肌供血急剧减少或中断,使相应的心肌严重而持久地急性缺血导致心肌坏死。患者主要表现为胸痛、心悸、心电图动态改变或出现休克等。该病病死率较高。

(一)临床表现与诊断

1.症状

疼痛为最先出现的症状,疼痛性质、部位与心绞痛相同,但程度重、时间长,休息或含服硝酸甘油不能缓解,常伴有出汗、恐惧或濒死感。患者可有发热,一般在 38 ℃左右,可有心动过速及恶心、呕吐等胃肠道症状。重者可出现烦躁不安、皮肤湿冷、脉搏细弱、神志淡漠、血压下降等休克症状。75%～90%患者有心律失常,以室性期前收缩最常见。严重者可出现端坐呼吸、口唇发绀等左心衰竭症状。部分患者疼痛位于上腹部,容易误诊为急腹症。

2.体征

心率常增快,少数可有减慢,心尖区第一心音减弱。听诊可闻及各种心律失常。如发生乳头肌功能失调,心尖区可闻及收缩期杂音。除极少数患者早期血压升高外,几乎所有的患者血压降低。

3.辅助检查

全血化验白细胞计数增多,中性粒细胞比例增加。心电图检查在相应的导联上出现宽而深的病理性 Q 波,ST 段呈弓背向上型抬高,T 波低平、倒置,心电图有特殊性动态改变。血清酶学检查:肌酸激酶水平 6～8 小时升高,12～16 小时达高峰,3～4 天降至正常;谷草转氨酶水平 6～12 小时升高,24～28 小时达高峰,3～6 天恢复正常;乳酸脱氢酶水平 8～10 小时升高,2～3 天达高峰,持续 1～2 周恢复正常。

(二)鉴别诊断

1.心绞痛

心绞痛有诱发因素,胸部疼痛可放射至左肩、左上肢内侧或达无名指与小指。疼痛持续 3～5 分钟,舌下含化硝酸甘油可在 1～3 分钟内迅速缓解。发作间期可有非特异性的 ST 段和 T 波异常,心绞痛发作时出现暂时性心肌缺血的 ST 段压低 0.1 mV 以上。

2.急性心包炎

急性心包炎可有较剧烈的心前区疼痛,但与发热同时出现,心肌梗死则先疼痛后发热;心包炎有呼吸和咳嗽加重的特点。其心电图 ST 段呈弓背向下型抬高,无坏死性 Q 波。

3.急腹症

急性胰腺炎、消化道溃疡穿孔、急性胆囊炎、胆石症等均可有上腹疼痛,需与有上腹痛的心肌梗死患者鉴别。

(三)治疗

治疗原则:应当及时开通血管,紧急送至有能力行介入治疗或可进行溶栓治疗的医院,血管开通越早,挽救心肌越多,患者生存率越高。

1.介入治疗

(1)紧急进行支架植入可降低病死率。

(2)溶解血栓,心肌梗死 6 小时内用尿激酶 150 万 U,加入生理盐水 100 mL,于 30 分钟内静脉滴注,此药在用药过程中应注意患者有无出血倾向,年龄大于 70 岁或有出血倾向者忌用。

2.积极干预危险因素

应当嘱患者戒烟,应用如下药物治疗。

(1)硝酸盐制剂,如硝酸异山梨醇酯每次 5～10 mg,3 次/日,口服;或硝酸异山梨酯每次20 mg,2 次/日,口服。此类药可扩张血管,改善症状。

(2)如血压稳定,患者无心力衰竭症状,应当在 24 小时内开始服用:①β受体阻滞剂,如普萘洛尔每次 10～20 mg,3～4 次/日,口服;或美托洛尔每次25～50 mg,2 次/日,口服。注意从小剂量开始。② 血管紧张素转化酶抑制剂(ACEI)类药物,如卡托普利每次 12.5～25 mg,2 次/日;培哚普利每次 2～4 mg,1 次/日,口服。应从小剂量开始,同时观察血压变化和心力衰竭症状。

(3)抗血小板治疗,常用肠溶阿司匹林每次 0.1 g,1 次/日,长期口服。

(4)他汀类药物,如洛伐他汀每次 20～40 mg,1～2 次/日;或普伐他汀每次 10～40 mg,1 次/日。睡前或晚餐时口服。

3.一般治疗

一旦怀疑本病,应让患者就地平卧,联系急救中心或转到就近医院治疗。及时开通血管,必要时给予镇静剂,防止不良刺激,保持大便通畅,给予流质易消化饮食,加强护理。血流动力学稳定后应当尽早下床活动,避免形成血栓。

4.缓解疼痛

常选用下列药物尽快缓解疼痛,如哌替啶每次 50～100 mg,肌肉注射;或吗啡每次 5～10 mg,皮下注射,必要时 1～2 小时后重复 1 次。

5.保护心肌

(1)复方丹参注射液 12～20 mL,加入低分子右旋糖酐 500 mL 中,静脉滴注;或硝酸甘油 5 mg,静脉滴注;或硝酸异山梨醇酯 10 mg,加入 5% 葡萄糖液 500 mL,静脉滴注。

(2)促进心肌代谢:用极化液疗法,氯化钾 1.5 g,普通胰岛素 8～10 U,加入 10% 葡萄糖液 500 mL,静脉滴注,7～10 天为一疗程。

6.抗凝疗法

肝素每次 5 000 U,2 次/日,连用 5～7 天。应用过程中需要检测活化部分凝血活酶时间(APTT),控制在 50～70 秒为宜;或使用低分子肝素。

7.氧疗法

持续吸氧。

8.其他治疗

如有休克、心律失常、心力衰竭等情况,应进行相应的处理。

(四)健康指导

(1)少食动物脂肪及含胆固醇高的食物,如肥肉、动物内脏、鱼子等。少吃甜食,多吃蔬菜和水果。

(2)不吸烟、少饮酒、少喝咖啡或浓茶。

(3)避免过度紧张和劳累,避免情绪激动,保持心理平衡。

(4)避免剧烈活动,适当进行体育锻炼和体力劳动,对老年人提倡散步、做保健体操、打太极拳。

(5)夜间不宜独居一室。起床前,做到"三个半":醒后静卧半分钟,床上坐起半分钟,双腿下垂在床边坐半分钟。然后再起床活动,避免因体位突变导致意外。

(6)保持大便畅通,避免用力排便。

(7)急救药品要备全,随身携带急救盒盛硝酸甘油片。心绞痛发作时,应及时舌下含化硝酸甘油。

第三节 充血性心力衰竭

一、概论

充血性心力衰竭(CHF)亦称慢性心功能不全,是一种复杂的临床综合征。新的研究认为 CHF 可分为无症状和有症状两个阶段。无症状性心力衰竭有心室功能障碍的客观证据,如左心室射血分数(LVEF)降低,但无临床"充血"症状,若未能采取有效治疗措施,迟早会发展为有症状性心力衰竭。

随着对心功能不全基础和临床研究的深入,CHF 已不再被认为是单纯的血流动力学障碍。心力衰竭发生、发展的基本机制是"心室重塑"。它是由一系列复杂的分子和细胞机制所导致的心肌结构、功能和表型的变化,包括心肌细胞肥大、凋亡,胚胎基因和蛋白质的再表达,心肌细胞外基质的量和组成的变化。临床表现为心肌质量、心室容量的增加和心室形状的改变。其介导因素主要是在初始心肌损伤以后,多种内源性的神经、内分泌和细胞因子被激活,包括去甲肾上腺素、血管紧张素、醛固酮,以及内皮素、肿瘤坏死因子等。

导致 CHF 的临床疾病主要是冠心病、高血压、瓣膜病和扩张型心肌病,其他较常见的还有心肌炎、肾炎和先天性心脏病。较少见的易被忽视的有心包疾病、甲状腺功能亢进与减退、贫血、脚气病、动静脉瘘、心房黏液瘤和其他心脏肿瘤、结缔组织病、高原病及少见的内分泌病等。妊娠、劳累、静脉内迅速大量补液等因素均可加重有病心脏的负担,而诱发心力衰竭。

二、诊断

(一)慢性心力衰竭的诊断及其进展

1.临床特点

(1)慢性收缩性心力衰竭的临床表现如下:①左心室增大,左心室收缩末期容量增加及 LVEF≤40%。②有基础性心脏病病史、症状及体征。③有或无呼吸困难、乏力和液体潴留(水肿)等症状。

(2)慢性舒张性心力衰竭的临床表现如下:①左心室正常,LVEF≥50%。②左心室舒张末压和容量均升高。③常见于冠心病、高血压和肥厚型心肌病。

2.特殊检查

(1)X 线检查:可显示心脏增大,肺淤血的情况有助于判断左心衰竭的严重程度。

(2)超声心动图检查:可用 M 型、二维或多普勒超声技术测定左心室的收缩和舒张功能。①定量房室内径、室壁厚度、瓣膜狭窄、关闭不全程度等,定性心脏几何形状、室壁运动、瓣膜及血管结构,同时可测定左心室舒张末期容量(LVEDV)和收缩末期容量(LVESV)计算 LVEF;②区别舒张功能不全和收缩功能不全,LVEF≤50%为左心室收缩功能不全;③LVEF 是判断收缩功能和预后最有价值的指标。

(3)核素心室造影及核素心肌灌注显像:前者可准确测定心室容量、LVEF 及室壁运动;后者可诊断心肌缺血和心肌梗死,对鉴别扩张型心肌病和缺血性心肌病有一定帮助。

(4)心电图检查:可提供既往心肌梗死、左心室肥厚、广泛心肌损害及心律失常信息。其主要检测心脏电生理活动和心肌缺血表现,对心脏的机械活动收缩、舒张功能相对性差。

(5)左心室造影主要用于:①观察左心室壁心肌运动情况和左心室大小;②观察二尖瓣、主动脉瓣反流;③测定左心室舒张末期最大心室容量、收缩末期最小心室容量,计算左心室心排血量(CO)、心指数(CI)及 LVEF 等。

(6)有创性及无创性血流动力学检查。前者采用漂浮导管,测定各部位压力和血液氧含量,计算 CO、CI 和肺动脉楔压(PAMP);后者应用无创血流动力学检测系统测定 CO、每搏输出量(SV)、CI、LVEF、外周血管阻力等。

(7)磁共振成像:通过检测和计算左心室容积、SV、LVEF、短轴缩短率及 CO 等指标评价心功能。

(8)判断存活心肌评价心功能:常用刺激心肌收缩力储备的小剂量多巴酚丁 胺负荷试验(DSE)、核素心肌灌注显像及代谢示踪剂氟代脱氧葡萄糖判断心肌 活性的正电子发射断层显像(PET)。

3.诊断标准

主要标准:阵发性夜间呼吸困难;颈静脉怒张;肺啰音;心脏扩大;急性肺水 肿;第三心音奔马律;静脉压增高(>16 cmH$_2$O)。

次要标准:踝部水肿;夜间咳嗽;活动后呼吸困难;肝大;胸腔积液,肺活量降 低至最大肺活量的1/3;心动过速(>120 次/分钟)。治疗 5 天以上时间后体重 减轻。

符合 2 项主要标准,或符合 1 项主要标准及 2 项次要标准者可确立诊断。

4.生物标记物在心力衰竭诊断与预后评估中的应用

心力衰竭的生物标记物:①心脏遗传标记物;②神经、内分泌激素标记物; ③左心室重构标记物;④心肌坏死标记物;⑤炎症标记物;⑥血流动力学负荷标 记物;⑦血栓形成标记物。目前,生物标记物检测主要应用于研究,未进一步在 临床上推广使用,主要由于生物标记物的检测目前尚缺乏"金标准"和统一的 方法。

(二)心力衰竭程度判断

1.纽约心脏病协会(NYHA)心功能分级

Ⅰ级:体力活动不受限,日常活动不引起疲乏、心悸或呼吸困难。

Ⅱ级:体力活动轻度受限,休息时无症状,日常活动可引起疲乏、心悸或呼吸 困难。

Ⅲ级:体力活动明显受限,休息时无症状,低于日常活动量即出现症状。

Ⅳ级:不能进行任何体力活动,休息时即出现不适,任何体力活动都使症状 加重。

2.美国心脏病学会(ACC)和美国心脏协会(AHA)

ACC 和 AHA 发布的该指南指出,心力衰竭是症状性疾病,为一组复杂的临 床综合征,是各种心脏结构及功能疾病损伤心室充盈或射血能力的结果,并且是 一种不断发展的疾病,按照其发展规律分为下列 4 个阶段:有心力衰竭的高危因 素而无心脏结构性病变者,无心力衰竭的症状及体征;有心脏结构性病变而无心 力衰竭症状及体征者;有心脏结构性病变而曾经或目前有心力衰竭症状者;有严重的心脏结构性病变,经治疗仍在休息时表现明显的心力衰竭症状,需特殊的治疗策略。

3.6 分钟步行试验

6 分钟步行试验是在特定的情况下,测量在规定时间内步行的距离。6 分钟步行试验不但能评定患者的运动耐力,而且可预测其预后。具体操作:要求患者在平直走廊里尽可能快走,测定 6 分钟步行距离,<150 m 为重度,150～425 m 为中度,426～550 m 为轻度。

三、鉴别诊断

左心衰竭引起的心源性哮喘当与慢性支气管炎、支气管哮喘进行鉴别。前者坐位时可能减轻呼吸困难表现,如能发现心尖抬举性搏动、奔马律、交替脉和心脏扩大,更支持为心功能不全;后者为哮喘而咯粉红色泡沫痰,且患者有多年咳嗽、哮喘和呼吸困难史,坐位不能缓解。脑利尿钠肽(BNP)检查对鉴别心源性哮喘和支气管哮喘的特异性较强,前者 BNP 为阳性,而后者 BNP 为阴性。

右心衰竭当与肝硬化、肾炎等引起的水肿、腹水相鉴别。

四、并发症

(一)感染

上呼吸道感染、支气管肺炎极易发生,并使心力衰竭加重难治。

(二)心律失常

可出现多种心律失常,最常见为非持续性室性和室上性心律失常,严重者可出现室性心动过速、心室颤动等。

(三)栓塞

血流迟缓和长期卧床可致下肢静脉血栓形成,继而发生肺栓塞和肺梗死;体循环动脉栓塞可致脑、肾、脾、肠系膜梗死及上、下肢坏死。

五、治疗

(一)一般治疗

1.液体管理

严格限制补液量及补液速度,补液量限制在 500 mL/d 以下,补液速度限制在 20～30 滴/分。

2.血压管理

高血压患者,使用降压药控制血压,使血压控制在 18.7/12.0 kPa

(140/90 mmHg)以下。对于低血压的患者,可适当使用升压药,使血压高于12.0/8.0 kPa(90/60 mmHg)。

3.电解质,酸碱平衡管理

注意电解质平衡,特别对于使用利尿药的患者,注意防治低钾、低钠、低氯血症,及时予以补充电解质。对于合并呼吸衰竭或肾衰竭的患者,注意酸碱平衡的监测,可行血气分析检查。

(二)治疗标准

1.原发病治疗

(1)原发性高血压:降压治疗一般要求血压控制在 135/85 mmHg 以下,对于重度高血压、老年高血压或伴有明显脑动脉硬化、肾功能不全的患者,血压控制在 18.7～20.0/12.0～13.3 kPa(140～150/90～100 mmHg)即可。

(2)冠心病:以劳力性心绞痛表现者用药以硝酸酯类和 β 受体阻滞剂为主。抗血小板和抗凝治疗:可选用小剂量阿司匹林、氯吡格雷、低分子肝素等。经药物正规治疗无效者,应行冠状动脉造影,在造影的基础上采用 PTCA、支架或搭桥手术等。

(3)瓣膜病:严重的瓣膜病者,获得影像学检查结果后请心外科会诊协助治疗。心肌病:①扩张型心肌病,同心力衰竭治疗,抗心律失常,抗凝。②肥厚型心肌病,改善左心室舒张功能。③限制型心肌病,改善舒张功能,抗心律失常,对明显心内膜纤维化者,可考虑手术剥离心内膜。对明显功能受损的瓣膜行换瓣术,可请心脏外科会诊。

2.诱因的控制

(1)肺部感染:严重肺部感染加抗生素治疗,轻度感染可以纯中医治疗。

(2)心律失常的控制:合并心房颤动者,如心率超过 120 次/分,可予以西地兰静脉推注,并同时加上 β 受体阻滞剂和(或)地高辛,如存在禁忌或不耐受,改为胺碘酮治疗。如心率低于 120 次/分,应口服 β 受体阻滞剂和(或)地高辛。

(3)电解质紊乱和酸碱失衡的调整:入院后根据电解质、酸碱失衡情况进行调整。

(4)纠正贫血。

(5)保护肾脏功能,减轻肾功能损害。肾功能减退患者避免使用损伤肾功能的药物;轻度肾功能减退者,可用 ACEI 或血管紧张素Ⅱ受体阻滞剂(ARB)类药物,中、重度肾功能减退请肾内科会诊。

(三)药物治疗

患者入院后评估患者既往用药情况,特别明确患者是否正在服用 ACEI 或 ARB、β 受体阻滞剂、利尿剂、洋地黄类强心药物等。

1.ACEI 与 ARB

对于已长期口服 ACEI 或 ARB 类药物的患者,在无禁忌证或血流动力学不稳定的情况下继续服用。

对于未口服 ACEI 或 ARB 类药物的患者,应在住院期间,开始口服 ACEI 或 ARB 类药物,除非有禁忌证。

2.β 受体阻滞剂

对于已长期口服 β 受体阻滞剂治疗的患者,在无禁忌证或血流动力学不稳定的情况下继续服用。

对于未口服 β 受体阻滞剂的患者,待病情稳定(4 天内未用药,已无液体潴留并体重恒定)后,从极小剂量开始加用,2～4 周后加量。

3.利尿剂

所有心力衰竭患者,有液体潴留的证据或原先有过液体潴留者,可使用利尿剂。如液体潴留明显,特别当有肾功能损害时,宜选用襻利尿剂。若患者平时正接受口服襻利尿剂治疗,则静脉使用起始剂量应等同于或超过每日的口服剂量。应连续评估尿量及充血性症状和体征,相应调整利尿剂用量。一旦病情控制,即可改为口服用药,出院时根据情况减为最小有效量长期维持,一般需无限期使用。对近期或目前为 NYHA 心功能 Ⅳ 级患者,可考虑应用小剂量的螺内酯(20 mg/d)。

4.洋地黄类强心药物

患者既往服用地高辛,入院后行洋地黄类药物血药浓度检查低于 20 ng/mL,或既往未服用地高辛,对心室收缩功能障碍引起的心力衰竭,特别是合并房颤的患者,入院后给予地高辛治疗,地高辛治疗起始与维持的剂量是 0.125～0.25 mg/d。如果患者年龄＞70 岁,或有肾功能减退,或为低体重,则应使用小剂量(0.125 mg/d 或 0.25 mg/d 隔日使用)。

5.血管扩张剂

对于血压不低、利尿剂和标准口服药物治疗(如维持以前的心力衰竭用药)后效果不佳、充血性症状持续的患者,可加用血管扩张剂(如硝普钠、硝酸甘油)。特别是对于合并高血压、冠脉缺血或明显二尖瓣反流的心力衰竭患者可使用硝酸甘油静脉制剂。硝普钠对于难以控制高血压或重度二尖瓣反流的严重心力衰竭患者,在严密监测情况下可使用。

6.正性肌力药物

患者主要表现为低心排血量综合征(如有症状的低血压)或同时存在充血和低心排量时,可考虑使用正性肌力药物(如多巴胺、多巴酚丁胺和米力农)。

(四)非药物治疗

1.心脏再同步化治疗适应证

无论何种原发疾病,LVEF≤35%,NYHAⅢ或Ⅳ级,QRS时限≥120毫秒。

2.植入型心律转复除颤器适应证

缺血性心肌病(心肌梗死后>40天)或非缺血性心肌病,LVEF≤35%,NYHAⅡ或Ⅲ级。

3.心脏再同步化治疗并植入心脏复律除颤器适应证

无论何种原发疾病,LVEF≤35%,NYHAⅢ或Ⅳ级,QRS时限≥120毫秒。

4.干细胞移植

自体成体干细胞较易获得,自体移植不存在免疫排斥问题,不会引起伦理道德上的争议,使成体干细胞移植成为研究的热点。但目前干细胞治疗仍处于基础研究到临床应用的过渡期,其治疗心力衰竭的研究目前尚处于起步阶段。

5.心脏移植

由于环孢素的应用,心脏移植后排异反应可有效地控制,患者移植后生活质量和生存率明显提高。心脏移植已成为治疗终末期心力衰竭唯一有效的方法,其适应证:心功能Ⅳ级的晚期心力衰竭患者,年龄≤65岁,心理状态稳定。

第三章

呼吸内科常见疾病

第一节　急性细支气管炎

急性细支气管炎是指管径<2 mm 的细支气管的急性炎症,可以是特发的,但更常见于感染后、药物反应、结缔组织病、吸人毒气烟雾和器官移植等,临床上也称为细支气管综合征。既往急性细支气管炎的命名与分类非常混乱,目前临床上的急性细支气管炎常特指下呼吸道感染后的细支气管炎。

一、分类

(一)吸入性损伤

毒气(如氮氧化物)、灰尘、刺激性气体、金属粉尘、有机粉尘、香烟、可卡因、燃烧烟雾。

(二)感染后

1.急性细支气管炎

其是一种以病毒为主的感染性(后)细支气管炎,多发生于 1 岁以内的婴幼儿,偶见于年长儿童和成人。

2.闭塞性细支气管炎

单纯疱疹病毒、人类免疫缺陷病毒(HIV)、巨细胞病毒、风疹病毒、副流感病毒(Ⅲ型)、腺病毒、肺炎衣原体、克雷伯杆菌、流感嗜血杆菌、嗜肺军团菌、黏质沙雷菌、百日咳杆菌、B组链球菌、新型隐球菌、卡氏肺孢子虫。

(三)药物性

青霉胺、六甲胺、L-色氨酸、白消安、金制剂、头孢菌素、胺碘酮、醋丁洛尔、百草枯中毒。

(四)特发性

1.无诱因

隐源性缩窄性细支气管炎、呼吸性细支气管炎相关间质性肺病、隐源性机化性肺炎、弥漫性泛细支气管炎、肺神经内分泌细胞原发性弥漫性增生。

2.有相关诱因

器官移植相关、结缔组织病相关、阻塞性肺炎、溃疡性结肠炎、慢性嗜酸性粒细胞肺炎、放射性肺炎、吸入性肺炎、恶性组织细胞增生症、急性呼吸窘迫综合征、血管炎和慢性甲状腺炎。根据组织病学则可分为增殖性和缩窄性细支气管炎两类。

以下重点阐述感染后的急性细支气管炎。

二、流行病学

急性细支气管炎主要侵犯 1 岁以内的婴幼儿(最多的是 6 个月)。低社会阶层生活拥挤、热带多雨季节、无母乳喂养或母乳喂养少于 1 个月、年龄小于12 周、奶瓶喂养、母亲妊娠时嗜烟、早产、患心肺疾病或抵抗力低下等均是疾病发生的易患因素。呼吸道合胞病毒感染后的急性细支气管炎在男性患者的发生率较女性稍高。一般感染后的潜伏期 4～6 天;而病毒可于症状出现前 1～2 天至症状出现后 1～2 周内传播,有时甚至可长至 1 个月。由于感染后自身不能产生永久性免疫抗体,故临床上再感染的发生率极高。

三、病因

呼吸道合胞病毒是最常见的病原体,其次为副流感病毒 1、2 和 3 型。此外还有腺病毒、鼻病毒、肠道病毒、流感病毒和肺炎支原体等。不同地区,这些病原体所占比例存在一定差异。儿童中急性细支气管炎约 55% 由呼吸道合胞病毒引起。美国 1994 年报道病毒感染占 50%～75%;国内报道为 57.9%～88.2%,住院患儿中则更高。副流感病毒引起的感染约占 11%,病情多较凶险,病死率高。少见病原体有冠状病毒、风疹病毒、腮腺炎病毒、水痘-带状疱疹病毒、A 型流感病毒、鼻病毒和微小病毒。其感染方式多经由打喷嚏或咳嗽产生的飞沫直接接触到幼儿的脸部,或幼儿接触受到飞沫感染的玩具,再由手经眼睛或鼻腔而传染。成人患者则多于感染肺炎支原体后发生,少数因感染呼吸道合胞病毒或细菌后诱发。

四、发病机制

免疫组织学研究表明,急性细支气管炎是呼吸道合胞病毒感染后诱发Ⅰ型变态反应的结果。初次感染呼吸道合胞病毒后,CD4 和 CD8 淋巴细胞亚群参与和终止病毒的复制过程,以 CD8 细胞起主要作用。IL-4 诱导生成的 IgE 与急性细支气管炎的发生关系密切。急性细支气管炎时体内产生 L-2 和 IFN-γ 的细胞克隆受抑制,而释放 IL-4 的细胞优先激活,使 IL-4 分泌增加,IL-4 能特异性地诱导 B 细胞合成 IgE,且通过抑制 IFN-γ 产生而促进 IgE 生成。IL-4 和其他淋巴因子还通过激活中性粒细胞和巨噬细胞脱颗粒,从而引发变态反应。血清和支气管分泌液中特异性 IgG 和 IgE 上升导致气道反应性增高。

五、病理改变

病变主要在细支气管,肺泡也可累及。受累上皮细胞纤毛脱落、坏死,继之细胞增生形成无纤毛的扁平或柱状上皮细胞,杯状细胞增多,黏液分泌增加,管壁内淋巴细胞和单核细胞浸润。管腔内充满由纤维素、炎性细胞和脱落的上皮细胞组成的渗出物,使管腔部分或完全阻塞,并可导致小灶性肺萎陷或急性阻塞性肺气肿。细支气管周围有大量炎症细胞浸润,其中绝大多数为单核细胞。黏膜下层和动脉外膜水肿。如病变并不广泛,且其损伤程度不重,炎症消退后,渗出物可被完全吸收或咳出而痊愈。少数患者可因管壁的瘢痕修复,管腔内渗出物发生机化,使细支气管阻塞,形成纤维闭塞性细支气管炎。由于细支管管壁薄,炎症容易扩展累及周围的肺间质和肺泡,导致间质性炎症和渗出液填充肺泡,还可形成细支气管周围炎。

六、病理生理

小支气管和细支气管发生的炎症与一般的炎症相似,但所引起的病理生理改变则非常严重。炎症和水肿易使婴幼儿患者病灶部位的细支气管分泌物引流不畅。坏死物质和纤维蛋白形成的栓子可使细支气管部分或完全阻塞。部分阻塞的管腔远端区域出现过度充气,完全阻塞则导致肺不张。由于细支气管内腔狭窄,尤其是婴幼儿的小气道较成人的明显狭窄,气流阻力增大,气流速度慢,故吸入的微生物易于沉积,加上婴幼儿的特异性和非特异性免疫反应尚未发育成熟,支气管黏膜上的 IgA 水平较低,尚不能起到保护作用,因而在感染呼吸道病毒后较成人更易患细支气管炎。这些病变致气流阻力增加、肺顺应性降低、呼吸频率增快、潮气量下降和通气量降低,加上肺内的气体分布不均和通气/灌注比例不匹配,最终引起低氧血症,甚至发生二氧化碳潴留和高碳酸血症。

七、临床表现

患者临床过程的表现差异很大,且呈动态变化,可出现轻微的呼吸暂停或痰液阻塞,也可表现为严重的呼吸窘迫综合征。最常见的表现为起病急骤,以鼻塞、流涕和喷嚏为首发症状。几天后出现咳嗽、喘息、呼吸增快、心率增快、发热和胸部紧缩感,伴有激惹、呕吐、食欲缺乏等表现。由于细支气管内腔狭窄,管壁又无软骨支撑,发炎时易于阻塞或闭塞,因此患儿最突出的症状是喘憋性呼吸困难。与普通肺炎相比,其喘憋症状更严重,且出现更早。病情严重时呼吸浅快,伴有呼气性喘鸣,呼吸频率每分钟可为 60~80 次或更快。缺氧严重时多数患者有明显的"三凹征",鼻翼扇动,烦躁不安和发绀,甚至可出现神志模糊、惊厥和昏迷等脑病征象。由于过度换气及液体摄入不足,部分患者有脱水和酸中毒。肺部体检叩诊呈过清音,听诊呼吸音减低,满布哮鸣音或哨笛音,喘憋减轻时可闻及细湿啰音。心力衰竭者较少见,但有时心动过速可成为最显著的症状。如呼吸困难加重,而相应的肺部听诊阳性体征减少时,提示气道阻塞加重、呼吸肌肉疲劳和呼吸衰竭的发生。

八、实验室检查

血常规检查可出现淋巴细胞升高伴或不伴中性粒细胞升高,C 反应蛋白也可升高,但均对感染诊断的帮助不大。中毒症状明显或体温大于 40 ℃者,尿液或血液细菌培养对是否合并细菌感染有较高的辅助诊断价值。病情严重、出现脱水的患者可有尿素升高和电解质紊乱。动脉血气分析可提示低氧血症。鼻咽部分泌物病毒免疫荧光检测或聚合酶链反应(PCR)检测有助于病因的诊断。

九、影像学表现与肺功能检测

胸部 X 线表现在患者间存在很大的差异,多表现正常或伴有肺纹理增粗及肺过度充气的征象,也可出现亚段肺实变和不张。少数患者表现为结节、网状结节和磨玻璃影等类似间质性肺炎的影像特征。胸部 CT 检查对于本疾病的诊断价值不高,主要用来排除其他疾病,尤其是支气管扩张。通气/灌注肺扫描的不匹配对诊断有一定的帮助。肺功能检查可表现为正常或阻塞性通气功能障碍,由于目前肺功能检查在婴幼儿中检测的研究很少,故其应用价值很受限。

十、病理活检

开胸肺活检是急性细支气管炎诊断的"金标准",根据活检的时间,早期多表现为增殖性细支气管炎,晚期则多表现为缩窄性细支气管炎或两者并存。

十一、诊断与鉴别诊断

本病主要依据流行病学资料、患儿年龄及临床表现特征等诊断。在呼吸道分泌物,特别是鼻分泌物中分离到病毒,可确诊为病毒引起的急性细支气管炎。起病后 3～7 天内可通过组织培养分离出病毒。应用快速病原诊断技术也可在数小时内从呼吸道分泌物中检测出病毒抗原。血清学检查对诊断帮助不大,因为检测恢复期血清至少需要 2 周的时间,且婴幼儿可从母体内获得抗体,对诊断有影响。呼吸窘迫对进食的影响、脱水严重程度以及患者对治疗的反应等均有助于对患者病情严重程度的评估。

许多疾病可引起与细支气管炎相似的呼吸困难和喘息表现,不易鉴别。需鉴别的常见疾病有急性喉气管支气管炎、支气管哮喘、喘息性支气管炎和病毒性肺炎。急性喉气管支气管炎主要表现为吸气性困难和特征性哮鸣声。支气管哮喘在婴幼儿期不多见,但其临床表现可类似于急性细支气管炎。患儿可有家族过敏史,肾上腺素能受体激动药或氨茶碱治疗后症状迅速缓解等,可以此鉴别。喘息性支气管炎与轻症急性细支气管炎有时不易区别,鉴别要点为前者无明显的肺气肿存在,咳喘不严重,亦无中毒症状,且可反复发作。腺病毒性肺炎也可有明显的中毒症状,但病程较长,喘憋出现晚,肺炎体征较明显,X 线片上可见大片融合灶。此外,喘憋患者尚需与胃液反流、气道异物阻塞、咽后壁脓肿等鉴别。大部分患者可出现发热,但一般为低热,如体温大于 40 ℃时应注意考虑其他诊断的可能。

十二、治疗

(一)氧疗

急性细支气管炎导致的气道阻塞明显时可发生通气/灌注异常,引起婴幼儿缺氧。如 SaO_2 低于 90% 时,应给予低浓度氧疗。可经头罩或氧气帐给予温暖、微湿的氧气,以保持 SaO_2 在 93% 以上。

(二)注意液体出入量的平衡

因患者呼吸急促使不显性失水增加,故应少量多次饮水。对于奶瓶喂养或不能进食者,先予胃管置入进食;重症者应积极静脉补液。纠正脱水有利于气道阻塞的改善。

(三)抗病毒治疗

目前抗病毒药物利巴韦林已常用于治疗呼吸道合胞病毒引起的细支气管炎。临床上常用剂量 0.8 mg/(kg·h),每天雾化 12～18 小时,连续 3～5 天。如通过机械通气给予利巴韦林雾化吸入时,需特别注意避免呼吸阀阻塞。

(四)支气管扩张剂

应用支气管扩张剂治疗仍有争议,大多数研究认为患儿气道阻塞的主要原因是病毒感染引起的炎症,而支气管平滑肌收缩对气道阻塞不起主要作用,β-肾上腺素能药物等对肺功能的改善无益,因此不建议作为常规治疗。也有少数研究提示口服或雾化吸入支气管舒张剂可减轻气道阻力。但须注意雾化给药时的气体温度,以免造成支气管狭窄加重。

(五)抗炎治疗

糖皮质激素对病毒性急性细支气管炎的帮助有限,对住院日数、肺功能及临床表现改善也不大。有关孟鲁司特的研究结果也提示不能改善患者的病情。但近年来有研究认为细支气管炎后持续喘息的患儿雾化吸入肾上腺皮质激素有一定的短期疗效。

(六)重症患者的治疗

如患者在高浓度吸氧下仍无法维持 $SaO_2 > 93\%$,呼吸状态恶化或出现呼吸肌肉疲劳,呼吸暂停发生频率增多时需入住重症监护室,必要时给予机械通气治疗,个别病情严重患者可考虑肺移植。

十三、预后与预防

大多数患者可于病后几天至几周内开始康复,之后是否更易发展为支气管哮喘或慢性阻塞性肺疾病尚缺乏相关研究结果。少数感染腺病毒的患者在成年后可发展为 Swyer-James(Mac-Leod)综合征。通过积极的预防措施可减少该病的发生与传播:①合理的母乳喂养,增强体质和机体对环境的适应力;②父母双亲戒烟;③注意手卫生,定时清洗玩具、用酒精清除污物等可减少和避免病毒的传播,婴幼儿亦应避免与呼吸道患者接触以减少感染的机会;④对于支气管肺发育不全、早产或心功能不全者可给予呼吸道合胞病毒单抗治疗,预防疾病发生。

第二节　细菌性肺炎

细菌性肺炎约占成人各类病原体肺炎的 80%。20 世纪初,肺炎是人类主要致死原因。20 世纪 40 年代抗生素问世后细菌性肺炎的预后显著改善。然而过去 $30\sim40$ 年中,由于细菌耐药率的同步升高,大量广谱或超广谱抗生素投入临床并未使肺炎的病死率持续下降。有报告显示住院死亡患者约 15% 与肺炎有关。社区获得性肺炎的病死率为 5%~10%,而医院内肺炎的病死率则高达 50%。

虽然我们强调病原学诊断和治疗,但是对许多细菌性肺炎特别是重症感染而言,通常必须在病原学检查结果出来前使用抗菌药物以降低病死率。为提高经验性用药水平,了解细菌性肺炎的病原谱和药敏谱以及它们的变迁已显得极为重要。肺炎的病原体因宿主年龄、伴随疾病与免疫状态、获得方式不同可有较大差异。社区获得性肺炎的常见病原体为肺炎链球菌、流感嗜血杆菌、支原体、衣原体和病毒等。

医院内肺炎中细菌约占 90%,1/3 为混合感染。不同基础状况、病情严重程度甚至不同地区和医院,医院内肺炎的病原谱存在明显差异。如轻、中症和早发性(入院后 5 天或机械通气 4 天内发生)医院内肺炎,以流感嗜血杆菌(5%~15%)、肺炎链球菌(5%~20%)和肠杆菌科细菌为常见;重症、晚发性和免疫功能损害患者的医院内肺炎,则以耐药率高的革兰阴性杆菌(20%~60%),如铜绿假单胞菌(绿脓杆菌)、不动杆菌、阴沟杆菌和产气肠杆菌以及革兰阳性球菌(20%~40%),如耐甲氧西林金黄色葡萄球菌多见。对 1990—1998 年我国发表的有关医院内肺炎论文的 Meta 分析,入选的 88 篇报告的全部 6 026 株病原菌中,铜绿假单胞菌最常见(20.6%),余依次为克雷伯菌(10.1%)、大肠埃希菌(5.9%)、金黄色葡萄球菌(5.9%)、肠杆菌属细菌(4.6%)、不动杆菌(4.6%)、嗜麦芽窄食单胞菌(1.7%),肺炎链球菌和流感嗜血杆菌仅占 1.0% 和 0.8%。

肺炎临床表现的多样化、病原谱多元化以及耐药菌株不断增加是当前细菌性肺炎的重要特点。肺炎链球菌在社区获得性肺炎病原体中仍占主导地位,但临床表现也趋于不典型。所谓"难治性"肺炎屡见不鲜,尤其在婴幼儿、老年人和免疫抑制患者中病死率极高。提高肺炎的病原学诊断水平、定期总结和反馈耐药性监测资料,合理应用抗生素,避免或延缓耐药菌的产生以及改善支持治疗,是细菌性肺炎临床处理方面迫切需要强调和解决的问题。

一、肺炎链球菌肺炎

肺炎链球菌肺炎是由肺炎链球菌引起的急性肺组织炎症,是细菌性肺炎的最主要类型,约占社区获得性肺炎的 50%(文献报告为 20%~75%),但在医院内肺炎中仅占 3%~10%。国外报道在普通人群中肺炎链球菌肺炎的年发病率为 20/10 万,而老年人群中则高达 280/10 万,我国缺少确切的流行病学资料。

(一)病因

肺炎链球菌为革兰阳性球菌,菌体呈矛头状,多呈双排列,钝端相接,尖端向外。在痰液中可单个、成双或短链排列。在液体培养基中,常呈短链排列。在人体或动物体内能形成荚膜,系多糖多聚体,可保护细菌免受吞噬细胞吞噬。经人工培养后荚膜逐渐消失。在普通染色标本中,菌体外围的荚膜区呈不着色的半透明环。根据荚膜多糖抗原特性,肺炎链球菌可分为80多个血清型,成人致病菌多属1~9及12型,以第3型毒力最强,而儿童中为6、14、19及23型。

肺炎链球菌培养要求较高,须在含血液或血清的培养基中生长。在血平板上,呈现为直径0.5~1.0 mm、湿润、扁平、圆形、边缘清晰、半透明的菌落,外围为绿色溶血带,与草绿色链球菌的菌落相似。此菌兼性厌氧,有些菌株刚分离时含有10%的CO_2。本菌可产生自溶酶,破坏细胞壁,使细菌溶解。此菌孵育时间超过48小时,因菌体溶解,菌落下陷呈脐状。自溶酶溶菌过程可被表面活性剂促进,如将动物新鲜胆汁或10%去氧胆酸钠加至菌液中,在室温或37 ℃环境,经5~10分钟,因菌体溶解,菌液变清,此过程称为胆汁溶菌试验。草绿色链球菌无自溶酶,不被溶解,菌液仍混浊。胆汁溶菌试验阳性和对奥普托欣敏感是与草绿色链球菌鉴别的重要特征。

肺炎链球菌是上呼吸道正常菌群,5%~25%的健康人可携带本菌,儿童、幼儿的密切接触者检出率则更高,但发病很少,只有当机体免疫力降低时才侵入机体引发感染。肺炎链球菌感染后可获得特异性免疫,同型菌的二次感染少见。

(二)发病机制和病理过程

在全身及呼吸道防御功能受损时,如上呼吸道病毒感染、受凉、淋雨、劳累、糖尿病、醉酒或全身麻醉均可使机体对肺炎链球菌易感。有黏液、纤毛运动障碍的患者如慢性阻塞性肺病,或肺水肿,特别容易感染本菌。

肺炎链球菌经上呼吸道吸入肺泡并在局部繁殖。细菌不产生毒素,不引起原发性组织坏死或形成空洞,其致病力是由于含有高分子多糖体的荚膜对组织的侵袭作用。细菌能躲避机体吞噬细胞的吞噬过程,并主要在肺泡内的富含蛋白质的渗液中繁殖。首先引起肺泡壁水肿,然后迅速出现白细胞和红细胞渗出,含菌的渗出液经Cohn孔向邻近肺泡扩散,甚至蔓及几个肺段或整个肺叶,典型的结果是导致大叶性肺炎。容易累及胸膜,引起胸膜的渗出性炎症。

大叶性肺炎的病理改变有充血水肿期、红色肝变期、灰色肝变期和消散期。整个过程包括肺组织充血水肿,肺泡内浆渗出和红、白细胞浸润,吞噬细菌,继而纤维蛋白渗出物溶解、吸收,肺泡重新充气。最初阶段是充血,特点是有大量浆液性渗出物,血管扩张及细菌迅速增殖,持续1~2天;下一阶段叫作"红色肝样变",即实变的肺脏呈肝样外观,一般从第3天开始,肺泡腔内充满多形核细胞,血管充血及红细胞外渗,因此肉眼检查呈淡红色。接着是"灰色肝样变"期,第4～6天达到高峰,该期的纤维蛋白集聚与处于不同阶段的白细胞和红细胞有关,肺泡腔充满炎症渗出物。最后阶段是以渗出物吸收为特征的消散期,常在病程第7～10天出现。

实际上4个病理阶段很难绝对分开,往往相互重叠,而且在使用抗生素的情况下,这种典型的病理分期已不多见。病变消散后肺组织结构多无损坏,不留纤维疤痕。极个别患者肺泡内纤维蛋白吸收不完全,甚至有成纤维细胞形成,形成机化性肺炎。老年及婴幼儿感染可沿支气管分布即支气管肺炎。如细菌毒力强且未及时使用有效抗生素,15%～20%细菌经胸淋巴导管进入血液循环,形成肺外感染,包括胸膜炎、关节炎、心包炎、心内膜炎、腹膜炎、中耳炎,5%～10%可并发脓胸,少数可发生败血症或感染性休克,侵犯脑膜可引起化脓性脑膜炎。由于抗生素的广泛应用,上述并发症现已很少见。

(三)临床表现

本病以冬季和初春季节多发,这与呼吸道病毒感染流行有一定关系。男性多见,可为原先健康的青壮年,但老年、婴幼儿较多。

1.症状

(1)前驱症状或诱因:常有受凉、淋雨、疲劳、醉酒、精神刺激、上呼吸道病毒感染史,半数左右的病例有上呼吸道感染的先驱症状。

(2)全身感染中毒症状:起病多急骤,有高热,体温在数小时内可升到39～40℃,高峰在下午或傍晚,亦可呈稽留热型,与脉率相平行。常伴有畏寒,半数有寒战。全身肌肉酸痛。口角或鼻周出现单纯疱疹。

(3)呼吸系统症状:咳嗽,初起无痰或痰量不多,后逐渐变成带脓性、血丝或"铁锈"痰液。患侧胸痛,可放射至肩部、腹部,咳嗽或深呼吸时加重,有时被误诊为急腹症、心绞痛或心肌梗死。

(4)其他症状:食欲锐减,可有恶心、呕吐、腹痛、腹泻;累及脑膜时可表现意识模糊、烦躁不安、嗜睡、谵妄等。

上述症状是在原来健康人发生肺炎链球菌肺炎的典型表现。但在很多情况下,特别是婴幼儿和老年患者,本病较为隐袭,症状可不典型。少数年老体弱者起病后不久便表现为休克。

2.体征

(1)急性热病容:面颊绯红、鼻翼扇动、皮肤灼热、干燥、口角及鼻周有单纯疱疹;病变广泛、低氧血症时,可出现气急、发绀。伴有败血症者,可出现皮肤、黏膜出血点。颈部有阻力提示可能累及脑膜。心率增快,有时可表现心律不齐。可有肠胀气;上腹部压痛则提示炎症可能累及膈胸膜;严重感染可并发休克,血压下降或测不出。

(2)肺部体征:典型的肺实变体征有病侧呼吸运动减弱,胸廓形态可正常,并发胸腔积液量较多时,可有病侧胸廓饱满。病变部位语颤增强,可触及胸膜摩擦感。叩诊浊音或实音。听诊病变部位有支气管呼吸音、听觉语音增强,可闻及干、湿啰音及胸膜摩擦音。

(四)并发症

肺炎链球菌肺炎的并发症近年来已较少见。严重败血症者可并发感染性休克甚至急性呼吸窘迫综合征,有高热,但也有体温不升,血压下降,四肢厥冷,多汗,口唇青紫。并发心肌炎时出现心律失常,如期前收缩、阵发性心动过速或心房纤颤。胸部 X 线检查可发现约 25% 患者有胸膜渗出,但仅 1% 左右出现脓胸,抗生素广泛使用后,脓胸少见。个别患者肺泡内的纤维蛋白吸收不完全,甚至有成纤维细胞形成、纤维化,出现机化性肺炎。

(五)实验室检查

血白细胞计数多数在 $(10\sim30)\times10^9/L$,中性粒细胞常超过 80%,并有核左移或见胞质内毒性颗粒,年老体弱、酗酒、免疫低下者的白细胞计数常不增高,但中性粒细胞百分比仍高。

合格痰标本涂片检查有大量中性粒细胞和革兰阳性成对或短链状球菌,尤其在细胞内者,具有诊断参考意义。只有用多价肺炎链球菌抗血清显示荚膜肿胀才能明显证明这些球菌是肺炎链球菌,"荚膜肿胀反应"价值较高,但检查人员必须有足够的经验,此技术现已很少使用。

痰培养分离出肺炎链球菌是诊断本病的主要依据,可利用特异抗血清确定出分离菌株的型别,但国内临床细菌室没有常规做菌型测试。为减少唾液污染,应在漱口后采集深咳痰液。也可经支气管镜防污染毛刷或支气管肺泡灌洗采样,因系侵袭性检查,仅限于少数重症感染。如合并胸腔积液,应积极抽吸液体进行细菌培养。10%~20% 合并菌血症,重症感染不应忽视血培养的临床意义。微生物标本必须在抗菌药物使用前留取,否则明显影响培养阳性率。

血气分析可出现 PaO_2 降低、$PaCO_2$ 正常或降低,可有代谢性酸中毒改变。

(六)X 线检查

早期仅见肺纹理增粗或受累的肺段、肺叶稍模糊。随着病情进展,肺泡内充满炎性渗出物,显示大片炎症浸润阴影或实变,在实变阴影中可见支气管充气征。支气管充气征是最常见的 X 线表现,但实变局限于一叶的大叶性肺炎伴典型支气管充气征是肺炎链球菌感染的特殊表现。由于抗生素的应用,典型的大叶实变已少见。肋膈角可有少量胸腔积液。在肺炎消散期,X 线检查显示炎性浸润逐渐吸收,部分区域吸收较早,可呈现"假空洞"征。多数病例在起病 3～4 周后才完全消散。老年人病灶消散较慢,容易出现吸收不完全而发展为机化性肺炎。

(七)诊断和鉴别诊断

凡急性发热伴胸痛、呼吸困难和咳嗽都应怀疑为肺炎链球菌肺炎。根据病史、胸部 X 线改变、痰涂片革兰染色、荚膜肿胀反应可作出初步诊断。痰培养分离出肺炎链球菌是诊断本病的主要依据,但如能在胸腔积液、血液、肺组织或经气管吸出物中检出肺炎链球菌,则具有确诊价值。病变早期症状不明显,年老、幼儿患者以及继发于其他疾病时,临床表现常不典型,尤其在未能分离出病原体时,须与以下疾病相鉴别。

1.急性结核性肺炎

急性结核性肺炎临床表现与肺炎链球菌肺炎相似,X 线影像亦有肺实变,但急性结核性肺炎常有低热乏力,痰中容易找到结核分枝杆菌。X 线片显示病变多在肺尖或锁骨上下,密度不均,病久不消散,且可形成空洞和肺内播散。而肺炎链球菌肺炎经青霉素治疗 3～5 天,体温多能恢复正常,肺内炎症也较快吸收。

2.其他病原体引起的肺炎

葡萄球菌肺炎和克雷伯菌肺炎的临床表现均较严重。革兰阴性杆菌肺炎常见于体弱、心肺慢性疾病或免疫受损患者,多为院内继发感染。痰液、血或胸腔积液细菌阳性培养是诊断不可缺少的依据。病毒和支原体肺炎一般病情较轻,白细胞常无明显增加,临床过程、痰液病原体分离和血液免疫学试验对诊断有重要意义。

3.急性肺脓肿

急性肺脓肿早期临床表现与肺炎链球菌肺炎相似。但随着病程的发展,出现大量特征性的脓臭痰。致病菌有金黄色葡萄球菌、克雷伯菌及其他革兰阴性杆菌和厌氧菌等。X 线片显示脓腔和液平,较易鉴别。

4.肺癌

少数周围型肺癌 X 线影像颇似肺部炎症。但一般不发热或仅有低热,周围血白细胞计数不高,痰中找到癌细胞可以确诊。中央性肺癌可伴阻塞性肺炎,经抗生素治疗后炎症消退,肿瘤阴影渐趋明显,或者伴发肺门淋巴结肿大、肺不张。

对于有效抗生素治疗下炎症久不消散,或者消散后又复出现者,尤其在年龄较大者,要注意分析,必要时做 CT、痰脱落细胞和纤维支气管镜检查等,以确定诊断。

5.其他疾病

肺炎伴有胸痛时,需与渗出性胸膜炎、肺梗死鉴别。胸腔积液体征和 X 线片表现有不同特征。肺梗死有静脉血栓形成的基础,咯血较多见,很少出现口角疱疹。下叶肺炎有时出现腹部症状,应以 X 线和其他检查与膈下脓肿、胆囊炎、胰腺炎等鉴别。

(八)病程与预后

本病自然病程 1~2 周。发病第 5~10 天时,发热可以自行骤降或逐渐减退。使用有效的抗菌药物可使体温在 2~3 天内恢复正常,患者顿觉症状消失,逐渐恢复健康。接受治疗较早的轻型患者,一般在 24~48 小时内体温下降,但病情严重的患者,特别是具有预后不良因素的患者,往往需 4 天或 4 天以上才能退热。

如果临床症状逐步改善,而且病因明确,不应改变治疗方案。当患者仍无好转时,需考虑以下因素:病因诊断错误,药物选择不当,疾病已属晚期或重复感染,并发症使患者抵抗力低下,用药方法错误,肺炎链球菌属耐药菌株,有并发症如脓胸而需要引流或有转移感染灶如脑膜炎、心内膜炎、脓毒性关节炎需加大青霉素剂量。

虽然青霉素的发现使肺炎链球菌性肺炎的病死率大大降低,但在已知病原菌的社区获得性肺炎死亡病例中,肺炎链球菌肺炎仍占较大比例。预后不佳的因素为:幼儿或老年,特别是 1 岁以下及 60 岁以上,血培养阳性,病变广泛、多叶受累者,外周血白细胞计数 $<5 \times 10^9/L$,合并其他疾病如肝硬化、心力衰竭、免疫抑制、血液丙种球蛋白缺乏、脾切除或脾功能丧失、尿毒症等,某些血清型尤其是第 3 和第 8 型的病原体,发生肺外并发症如脑膜炎或心内膜炎。

(九)预防

避免淋雨受寒、疲劳、醉酒等诱发因素。

对于易感人群可注射肺炎链球菌疫苗。20 世纪 20 年代曾用过肺炎链球菌疫苗,由于抗生素的兴起而被屏弃,随着耐药菌的增加,近十余年来,疫苗接种又重新受到重视。多采用多型组合的纯化荚膜抗原疫苗。目前有商品供应的疫苗含肺炎链球菌型特异多糖抗原中的 23 种抗原,覆盖 85%~90% 引起感染的肺炎链球菌菌型。对疫苗精确的保护水平尚不甚了解,因为通常不能做抗体效价测定,一般认为健康人注射肺炎链球菌疫苗后 2~3 周,血清内出现抗体,4~8 周抗体效价持续增高,可降低肺炎链球菌肺炎的发病率,有效率超过 50%。保护的期限至少 1 年。对于高危人群,5~10 年后需重复接种。

适宜接种人群为肺炎链球菌易感的 2 岁以上儿童和成人,包括 65 岁以上的老年人、慢性心肺疾病患者、脾功能不全或无脾者、霍奇金病、多发性骨髓瘤、糖尿病、肝硬化、肾衰竭、HIV 感染、器官移植及其他与免疫抑制有关疾病的患者。反复上呼吸道感染包括中耳炎和鼻窦炎,一般不认为是注射疫苗的指征。接种疫苗后约半数在注射部位出现红斑和(或)疼痛,1% 出现发烧、肌痛或局部明显反应,5% 出现过敏性或其他明显反应,5 年内重复接种者易有较强的局部反应。

(十)治疗

一经疑似诊断应立即开始抗生素治疗,不必等待细菌培养结果。我国临床分离菌株约 90% 对青霉素 G 敏感。对于敏感菌株,青霉素 G 是首选药物。对无并发症的肺炎链球菌肺炎推荐青霉素 G 80 万~240 万 U 静脉注射,每 4~6 小时 1 次。轻症患者可口服青霉素 V 250~500 mg,每 6 小时 1 次。其他有效药物包括青霉素类如氨苄西林、阿莫西林,头孢菌素类如头孢唑啉、头孢丙烯、头孢克洛、头孢噻肟、头孢曲松,新一代氟喹诺酮类如左氧氟沙星、司帕沙星、莫西沙星、加替沙星,以及红霉素、阿奇霉素和克林霉素等。口服头孢菌素和新氟喹诺酮类在门诊和部分地区已成为青霉素敏感菌株治疗的替换药物。抗菌药物疗程一般为 5~7 天,或在退热后 3 天停药。

国外已有 20%~40% 的肺炎链球菌对青霉素中度耐药或高度耐药。我国的耐药率尚低,中度耐药可采取加大青霉素剂量而获得有效治疗的方法。头孢丙烯、头孢噻肟、头孢曲松和新的氟喹诺酮类药物对大多数中度耐药菌株有效。

目前,青霉素高度耐药菌株在我国甚少,为 0~5%,这些菌株对其他许多抗生素也往往耐药。病原学治疗,应根据体外药敏试验。万古霉素对所有肺炎链球菌均有抗菌活性,可作为伴有青霉素高耐药菌株易感因素的重症患者的首选药物。

如疑有脑膜炎时,应给予患者头孢噻肟 2 g 静脉注射,每 4~6 小时 1 次或头孢曲松 1~2 g 静脉注射,每 12 小时 1 次,同时给予万古霉素 1 g 静脉注射,每 12 小时 1 次,可加用利福平 600 mg/d 口服,直至取得药敏结果。对脓胸患者,除给予抗生素外,治疗应包括局部引流。慢性包裹性脓胸应考虑外科肋间切开引流。

用适当抗菌药物后,高热一般在 24 小时内消退,或数日逐渐下降。体温再升或 3 天后仍不退者,应考虑肺炎链球菌的肺外感染,如脓胸、心包炎或关节炎等。持续发热的其他原因还有混杂细菌感染,药物热或存在其他并存的疾病。有肿瘤或异物阻塞支气管时,肺炎虽在治疗后消散,但阻塞因素未除,仍可再度出现肺炎。

支持治疗包括卧床休息、补充液体及针对胸膜疼痛使用止痛剂。有发绀、明显缺氧、严重呼吸困难、循环紊乱或谵妄的患者应入 ICU 监护。监护期间要密切随访动脉血气,尤其是在慢性阻塞性肺疾病患者。

一般主张对 35 岁以上的患者要随访做 X 线检查。胸部 X 线检查可能要在几周之后才能看到浸润消散,病情严重及有菌血症或原先已有慢性肺病的患者尤其如此。治疗开始后 6 周或 6 周以上仍然有浸润,应怀疑其他疾病如原发性支气管癌或结核的可能。

二、葡萄球菌肺炎

葡萄球菌肺炎是致病性葡萄球菌引起的肺部急性炎症。临床病情重笃,细菌耐药率高,预后多较凶险。

(一)病原体

1.形态和分类

葡萄球菌为细球菌科、葡萄球菌属的一组革兰阳性球菌,共有 22 个种。繁殖期细菌排列成葡萄串状,故名。葡萄球菌大多为需氧或兼性厌氧生长,营养要求简单,在肉汤培养基中生长旺盛,孵育 24 小时后培养即现混浊,并有部分细菌沉于管底。在肉汤琼脂平板上培养 24 小时后菌落达 3～4 mm,圆形,边缘整齐,表面湿润光泽,不透明。在血琼脂平板上菌落周围可见明显的溶血环。在溶血者大多为致病菌株。

早年根据葡萄球菌在固体培养基上产生色素不同将其分为金黄色葡萄球菌、白色葡萄球菌和柠檬色葡萄球菌。1965 年国际葡萄球菌和微球菌分类委员会将其分为凝固酶阳性的金黄色葡萄球菌与凝固酶阴性的表皮葡萄球菌,1974 年《Bergey 细菌学鉴定手册》又增加了凝固酶阴性的腐生葡萄球菌。此后又陆续分离到许多新种。其中除中间葡萄球菌、部分(约 25%)猪葡萄球菌猪亚种菌株为凝固酶阳性外,均为凝固酶阴性。

致人类感染的葡萄球菌主要是金黄色葡萄球菌、凝固酶阴性葡萄球菌中的表皮葡萄球菌,腐生葡萄球菌虽然也可致病,主要为泌尿道感染。近年报道里昂葡萄球菌可引起类似金黄色葡萄球菌的严重感染。

葡萄球菌是重要的医院感染病原体,有多种分型技术用于感染源调查和控制等流行病学研究,如抗菌谱分型、生物分型、噬菌体分型、全细胞蛋白或多肽的SDA-PAGF 分型以及质粒或染色体限制内切酶、基因多态性、PCR 和脉冲场电泳等分子生物学技术。

2.致病性

葡萄球菌能分泌 34 种外排蛋白,包括各种酶和毒素,与其致病性有一定关系。凝固酶能使血浆或体液中的纤维蛋白附着于葡萄球菌的菌体表面,成为一种纤维性外衣,保护细菌不易被吞噬细胞吞噬、消化,使葡萄球菌的毒素或其他酶得以发生作用。葡萄球菌毒素有 α、β、γ、δ 及 ε 溶血素,其中 α 和 β 溶血素最为常见,它们具有溶血作用,可引起白细胞计数增多,血小板溶解,使组织坏死,作用于人和哺乳动物的丘脑,具致死作用。葡萄球菌还能产生肠毒素、杀白细胞素、剥脱性毒素和中毒性休克毒素(toxic shock syndrome toxin,TSST),它们分别可以引起食物中毒、破坏白细胞、侵犯皮肤引起猩红热综合征和休克。葡萄球菌尚产生溶菌酶和透明质酸酶、蛋白酶、过氧化氢酶、纤维蛋白溶解酶、脂肪酶、核酸酶等。细胞外多糖作为一种黏附素,使细菌易于与导管和植入物黏附,是该类细菌好发血管内装置和植入物医院感染的重要因素。

3.耐药性

20 世纪 60 年代以前青霉素曾是治疗葡萄球菌最有效的抗生素,而目前上海和北京地区临床分离株中约 90% 由于产生 β-内酰胺酶(青霉素酶)而对青霉素耐药。60 年代初发现的耐甲氧西林金黄色葡萄球菌对临床用 β-内酰胺类均耐药,80 年代庆大霉素还是治疗耐甲氧西林金黄色葡萄球菌感染的有效药物,目前耐甲氧西林金黄色葡萄球菌对庆大霉素的耐药率已经超过 50%。80 年代末葡萄球菌对氟喹诺酮类高度敏感,曾作为治疗耐甲氧西林金黄色葡萄球菌感染的保留用药,但现在 80% 以上的耐甲氧西林金黄色葡萄球菌和耐甲氧西林表皮葡萄球菌对氟喹诺酮类耐药。凝固酶阴性葡萄球菌的耐药性与金黄色葡萄球菌相似,除万古霉素、去甲万古霉素等糖肽类和利福平外,大医院中临床分离株对常用抗菌药物的耐药率>50%。1996 年日本分离到两株对万古霉素敏感性降低的金黄色葡萄球菌,美国和法国均有一些病例发现。我国目前尚未见报道,但值得关注。

葡萄球菌耐药机制如下。

(1)产生灭活酶和修饰酶:葡萄球菌产生的青霉素酶可破坏多种青霉素类抗生素,产酶量高的某些菌株可表现为对苯唑西林耐药。产生氨基糖苷类修饰酶可灭活氨基糖苷类,使菌株表现为对氨基糖苷类耐药。葡萄球菌还可产生氯霉素乙酰转移酶灭活氯霉素而使其耐药。

（2）靶位改变：青霉素结合蛋白（penicillin-binding protein，PBP）是葡萄球菌细胞壁合成的转肽酶，葡萄球菌有 4 种 PBP，甲氧西林耐药葡萄球菌的染色体上有 *mecA* 基因，编码产生一种新的青霉素结合蛋白 PBP2a（PBP2'），PBP2a 与 β-内酰胺类抗生素的亲和力低，能在高浓度 β-内酰胺类环境中维持细菌的胞壁合成，使细菌表现为耐药。耐甲氧西林的金黄色葡萄球菌和表皮葡萄球菌分布简称为耐甲氧西林金黄色葡萄球菌和耐甲氧西林表皮葡萄球菌，其耐药机制相同，这些耐药菌除对甲氧西林耐药外，对所有青霉素类、头孢菌素类和其他 β-内酰胺类抗生素均耐药，同时对喹诺酮类、四环素类、某些氨基糖苷类抗生素、氯霉素、红霉素、林可霉素耐药率也很高（＞50％）；DNA 旋转酶靶位改变和拓扑异构酶Ⅳ变异是葡萄球菌对喹诺酮类耐药的主要机制。此外，葡萄球菌还可改变磺胺药等叶酸抑制剂、利福平、莫匹罗星、大环内酯类和林可霉素类等的作用靶位而对这些抗菌药耐药。

（3）外排作用：葡萄球菌可排出细胞内的四环素类抗生素、大环内酯类抗生素和克林霉素而对这些药物耐药。

（二）流行病学

正常人群体内和体表多处有葡萄球菌存在而不引起疾病。鼻腔是最主要的带菌部位，其次为皮肤、咽喉及肠道，且多数与鼻腔菌株相同。社区人群的带菌率为 30％～50％，医院内医护人员则高达 70％，其中 50％为耐甲氧西林金黄色葡萄球菌菌株。根据带菌与否及其带菌特征可区分 3 类人群：①周期性带菌者，占 50％；②慢性带菌者，正常成人中有 10％～20％为慢性带菌；③持续不带菌者，占 20％～25％。

葡萄球菌肺炎可发生于任何年龄，以 5～15 岁的儿童和 50～80 岁的老年人多见，而且病死率较高。患病率与性别的关系不肯定，有报道男性金黄色葡萄球菌肺炎的患病率高于女性，且疾病较为严重，容易威胁生命。长期应用糖皮质激素、抗肿瘤药物和其他免疫抑制剂者，以及慢性消耗性疾病患者，如糖尿病、恶性肿瘤、再生障碍性贫血、严重肝病尤其是门脉高压侧支循环者，急性呼吸道传染病如麻疹、流行性感冒患者，长期应用广谱抗生素而致体内菌群失调者以及静脉应用毒品者，均为葡萄球菌的易感人群。

本病的传染源主要为有葡萄球菌感染病灶特别是感染医院内耐药菌株的患者，其次为带菌者。本病主要通过接触传播和空气传播，医护人员的手、诊疗器械、患者的生活用品及铺床、换被褥可能是院内交叉感染的主要途径。在呼吸监护病房内,气管插管、呼吸机的导管、雾化装置及吸痰操作、长时间胃肠外高营养、导管留置均有导致交叉感染的可能。

葡萄球菌肺炎可常年发病,以冬、春季多发,尤其是并发于流感、麻疹等呼吸道传染性疾病时。葡萄球菌肺炎常为散发病例,亦可出现医院内、社区性或世界性的暴发流行,如 1941 年和 1957 年曾发生葡萄球菌肺炎合并流感的暴发流行。

(三)发病机制和病理

正常情况下,人体与葡萄球菌接触的机会很多,但不致病,具有一定的免疫力。但这种免疫力较弱,在局部或全身性抵抗力下降时,患者吸入含有大量的定植于鼻咽部或气道的葡萄球菌,使细菌在肺部繁殖,产生化脓性病变。金黄色葡萄球菌产生的凝固酶降低中性粒细胞的吞噬消化,并产生各种酶引起支气管壁及肺泡的坏死。吸入性葡萄球菌肺炎常呈大叶性分布或呈广泛的、融合性的细支气管肺炎。支气管及肺泡的破溃,可使气体进入肺间质,并与支气管相通。坏死组织及分泌物形成的脓液阻塞细支气管,构成单向活瓣作用,产生张力性肺气囊肿,尤多见于儿童、青少年。位于浅表的肺气囊肿若张力过高,可破入胸膜腔形成气胸、脓气胸。病灶广泛可发展成蜂窝状肺。脓液常围绕支气管形成多发性小脓肿,并融合。脓肿可穿破叶间裂侵及邻近肺叶,亦可穿破胸膜形成脓胸、脓气胸,并可形成支气管胸膜瘘。成人患者有 20%～30%呈单发或多发性脓肿,内含大量的葡萄球菌、红细胞、白细胞及坏死组织。

血源性葡萄球菌肺炎继发于葡萄球菌菌血症或败血症由细菌栓子经血液循环至肺而引起,原发感染常为皮肤疖痈、毛囊炎、脓疱疮、骨髓炎、蜂窝织炎、伤口等。病变以多发性、周围性肺浸润为特征。菌栓引起多发性肺小动脉栓塞,导致两肺多发性化脓性炎症,进而组织坏死形成多发性肺脓肿,并可累及胸膜产生脓胸或脓气胸。少数病例则由血行播散直接引起脓胸。

吸入性肺炎致病菌主要是金黄色葡萄球菌,血源播散性肺炎以金黄色葡萄球菌为多,凝固酶阴性葡萄球菌亦可见到。

(四)临床表现

儿童患者发病前常有上呼吸道感染、支气管炎;青壮年患者常因患流行性感冒而合并葡萄球菌肺炎;年老体弱及慢性病变患者因基础疾病常反复住院、接受侵袭诊疗技术和不适当应用抗生素,易发生医院内葡萄球菌肺炎。血源性葡萄球菌肺炎可以有皮肤疖痈等葡萄球菌感染史。

本病起病急骤,病情发展迅速。寒战、高热,体温为 39～40 ℃,呈稽留热型。大汗淋漓,并可出现胸痛、呼吸困难和发绀。有显著的毒血症状,全身肌肉、关节酸痛,体质衰弱,精神萎靡,甚至神志模糊,呼吸脉搏增快,常并发循环衰竭。咳嗽于初起时多较轻微,以后咳黄色厚痰,随即转为脓性痰或脓血性痰。上述症状多见于病变呈大叶者。弥漫性间质性肺炎常出现在流感以后,或与流感同时发生。患者病情突然加剧,出现畏寒高热,咳脓血性痰,并迅速出现呼吸困难、发绀及顽固性低氧血症。

老年患者及患有慢性疾病的患者及某些不典型病例,呈亚急性经过,起病较缓慢,症状较轻,低热,咳少量脓性痰,有时甚至无临床症状,仅在 X 线检查时发现肺部点状或边缘模糊的片状阴影。有时虽无严重的呼吸道表现及高热,却已发生中毒性休克,出现少尿、血压下降。血源性葡萄球菌肺炎常有皮肤伤口、疖痈等葡萄球菌感染史。有血管留置导管史者易于并发感染性心内膜炎,患者胸痛明显,呼吸困难,高热、寒战,而咳嗽、咳脓性痰较少见,可出现心悸、心功能不全的表现。

本病早期可无特殊体征,常与严重的中毒症状和呼吸道症状不平行,其后两肺出现散在性湿啰音。病变融合则呈肺实变体征:叩诊浊音,呼吸音减弱或消失。脓胸时可出现胸腔积液的体征。

吸入性葡萄球菌肺炎早期 X 线影像改变不明显,仅有肺纹理增生或小片状肺部浸润。病变发展极快,出现大叶性炎症改变或肺段性浸润,常以两侧下肺野多见,随后病灶内或其周围出现空腔或蜂窝状透亮区,并可发展为肺脓肿。

肺浸润、肺脓肿、肺气囊肿和脓胸、脓气胸为金黄色葡萄球菌肺炎的四大 X 线征象,在不同类型和不同病期以不同的组合表现。多发性小脓肿、肺气囊肿和脓胸、脓气胸为婴幼儿金黄色葡萄球菌肺炎的特征,且早期临床表现常与胸部 X 线片表现不一致,即临床症状已很严重,而肺部 X 线片表现不明显。但病变发展变化极快,可于数小时发展成为多发性肺脓肿、肺气囊肿、脓胸,并可产生张力性气胸、纵隔气肿。因此,在病变早期 X 线检查的随访对疾病的诊断帮助很大。从临床过程来看,除早期病变发展极为迅速外,金黄色葡萄球菌肺炎的另一特征呈迁徙性,当临床表现已明显缓解时,肺气囊肿仍可存在数月,最后可自然痊愈。

血源性葡萄球菌肺炎早期在两肺的周边部出现大小不等的斑片状或团块状阴影,边缘清楚,直径为 1～3 cm,有时类似于转移性肺癌,随病变发展,病灶周围出现肺气囊肿,并迅速发展成肺脓肿。

(五)诊断和鉴别诊断

根据典型临床表现、X 线征象、呼吸道分泌物涂片及培养可作出诊断。但本病早期临床表现与 X 线改变不符合,早期诊断常有困难,X 线检查随访追踪肺部病变的动态变化对诊断有帮助。

细菌学检查是确诊葡萄球菌肺炎的依据。痰液涂片检查可见大量脓细胞、成堆革兰阳性球菌,白细胞内可见到革兰阳性球菌。痰液、鼻咽拭子、浆膜腔液、下呼吸道分泌物、肺穿刺物检验及血液培养应及早进行,抗菌药物使用之前即应留取标本。由于正常人鼻咽部可带菌,因此,咳痰培养前必须清洁口腔,并多次培养,成人痰培养阳性率高达95%,血培养的阳性率较低。应在高热时多次(2～3次,每隔1/2～1小时1次)或自两处不同部位采血,成人血标本量应≥10 mL。表皮葡萄球菌血培养需要2次阳性才能确认有意义。胸腔积液、肺穿刺物和血培养分离到葡萄球菌具有肯定诊断价值,其他标本包括下呼吸道防污染技术所采集到的标本培养到葡萄球菌,其诊断价值需结合临床表现(如迅速发展的坏死性肺炎)进行判断。

(六)治疗

1.抗菌治疗

(1)经验性治疗:根据感染来源(社区还是医院)和本地区近期药敏资料选择药物。社区获得性肺炎考虑可能为葡萄球菌所致时,不宜选用青霉素,而应选用苯唑西林和头孢唑林等第一代头孢菌素;若效果不好,在进一步进行病原学诊断相关检查时试用可考虑换用糖肽类抗生素治疗。住院患者若怀疑医院获得性葡萄球菌肺炎,首选糖肽类抗生素治疗。在经验治疗过程中,应尽各种可能获得病原菌,并根据其药敏情况及时修改治疗方案。

(2)针对性治疗:培养获得并确认病原菌为葡萄球菌时,应根据其药敏结果选药。如为甲氧西林敏感菌株,可选用苯唑西林,或氯唑西林,或头孢唑啉、头孢噻吩等;若分离菌对甲氧西林耐药,首选糖肽类抗生素,并根据药敏结果可加用磷霉素、SMZ-TMP、利福平等。糖肽类抗生素目前国内应用的有:①万古霉素,成人2.0 g/d,分2次缓慢静脉滴注;②去甲万古霉素,成人1.6 g/d,分2次缓慢滴注;③替考拉宁,成人0.4 g加入液体中静脉滴注,前3次每12小时1次给药,以后维持剂量0.4 g每日给药1次。本品亦可肌肉注射。肾功能减退患者应调整剂量。疗程不少于3周。国外近年新上市的抗革兰阳性球菌新型抗生素如链阳霉素、噁唑烷酮等对葡萄球菌包括耐药株有良效,但也已出现耐药现象。

2.引流

脓(气)胸应及早胸腔置管引流。肺脓肿者应按病变部位和全身情况进行体位引流。金黄色葡萄球菌呼吸机相关肺炎患者亦应加强湿化吸痰,并严格执行无菌操作。

3.其他

营养支持、心肺功能维护等均十分重要。伴随葡萄球菌心内膜炎患者在抗菌治疗症状有所改善时应及早进行心脏赘生物的手术治疗。

(七)预后

葡萄球菌肺炎的预后与感染菌株的致病力、患者基础状态、肺部病变范围、诊断和治疗是否及时,以及有无并发症如菌血症、心内膜炎、脑膜炎等有关。在抗菌药物问世前,合并葡萄球菌菌血症的肺炎患者病死率高达 80%。尽管现在抗葡萄球菌的药物较多,但病死率仍在 10%～30%,年龄＞70 岁的患者病死率为 75%。痊愈患者中少数可遗留支气管扩张等。

第三节　结核性胸膜炎

结核性胸膜炎可发生于任何年龄,青壮年最为多见。胸膜炎常为单侧,双侧者常提示为血行播散性结核所致。积液量多为少量至中等量。由于结核性胸膜炎渗液中的蛋白质较高,易导致胸膜粘连及肥厚。

一、病因和发病途径

结核性胸膜炎的致病菌是结核分枝杆菌。引起结核性胸膜炎的途径:①肺门淋巴结核的细菌经淋巴管逆流至胸膜;②邻近胸膜的肺结核病灶破溃,使结核分枝杆菌或结核感染的产物直接进入胸膜腔内;③急性或亚急性血行播散性结核引致胸膜炎;④机体的变应性较高,胸膜对结核毒素出现高度反应引起渗出;⑤胸椎结核和肋骨结核向胸膜腔溃破。既往认为结核性胸腔积液系结核毒素过敏的观点是片面的,因为胸膜针刺活检或胸腔镜活检已经证实 80%结核性胸膜炎壁层胸膜有典型的结核病理改变。因此,结核分枝杆菌直接感染胸膜是结核性胸膜炎的主要发病机制。

二、病理

早期胸膜充血,白细胞浸润,随后为淋巴细胞浸润占优势。胸膜表面有纤维素性渗出,继而出现浆液性渗出。由于大量纤维蛋白沉着于胸膜,可形成包裹性胸腔积液或广泛胸膜增厚。胸膜常有结核结节形成。

三、临床表现

大多数结核性胸膜炎为急性起病。其症状主要表现为结核的全身中毒症状和胸腔积液所致的局部症状。结核中毒症状主要表现为发热、畏寒、出汗、乏力、食欲缺乏、盗汗。局部症状有胸痛、干咳和呼吸困难。胸痛多在疾病早期,位于胸廓呼吸运动幅度最大的腋前线或腋后线下方,呈锐痛,随深呼吸或咳嗽而加重。数天后由于胸腔内积液逐渐增多,胸痛逐渐减轻或消失。积液对胸膜的刺激可引起反射性干咳,体位转动时更为明显。积液量少时仅有胸闷、气促,大量积液压迫肺、心和纵隔,则可发生呼吸困难。积液产生和聚集越快、越多,呼吸困难越明显,甚至可有端坐呼吸和发绀。

体征与积液量和积聚部位有关。积液量少者或叶间胸膜积液的胸部体征不明显,或早期可闻及胸膜摩擦音。积液中等量以上时患侧胸廓稍凸,肋间隙饱满,呼吸运动受限。气管、纵隔和心脏向健侧移位。患侧语音震颤减弱或消失,叩诊浊音或实音。听诊呼吸音减弱或消失,语音传导减弱。由于接近胸腔积液上界的肺被压缩,在该部听诊时可发现呼吸音不减弱反而增强。如有胸膜粘连与胸膜增厚时,可见患侧胸廓下陷,肋间隙变窄,呼吸运动受限,语音震颤减弱,叩诊浊音,呼吸音减弱。

四、辅助检查

(一)实验室检查

结核性胸膜炎初期,血中白细胞总数可增高或正常,中性粒细胞占优势,之后白细胞计数正常,并转为淋巴细胞为主。红细胞沉降率增快,血C反应蛋白(CRP)升高。

胸腔积液外观多为草黄色或深黄色,可为混浊性,易凝固;20%左右为血性胸腔积液。胸腔积液检查提示为渗出液,细胞学分类急性期以中性粒细胞占优势,而后以淋巴细胞占优势。绝大多数患者胸腔积液间皮细胞计数<5%。胸腔积液蛋白定量多>30 g/L,如>50 g/L,则更支持结核性胸膜炎的诊断。

胸腔积液腺苷脱氨酶(ADA)水平增高有助于结核性胸膜炎的诊断,其敏感性和特异性均可达到90%左右。不同的研究中ADA用于诊断结核性胸膜炎的界值不同,可波动于30~70 U/L,国内大多使用ADA>45 U/L作为支持结核性胸膜炎的依据。胸腔积液ADA水平越高,患结核性胸膜炎的可能性就越大。需要注意的是,胸腔积液ADA水平在脓胸和类风湿性胸膜炎患者中亦可增高;此外,在一些罕见的疾病如Q热和布鲁氏菌病患者中也可增高。

胸腔积液干扰素-γ 水平增高亦有助于结核性胸膜炎的诊断。国外研究显示胸腔积液干扰素-γ>3.7 U/mL 诊断结核性胸膜炎的敏感性和特异性均可达到98%。脓胸患者胸腔积液干扰素-γ 水平亦可增高。

胸腔积液 CRP≥30 mg/L,血清≥60 mg/L 或胸腔积液/血清比值≥0.45 强烈提示为结核性胸膜炎。

胸腔积液结核性抗原和抗体的测定特异性不高,限制了其临床应用。

结核性胸膜炎患者胸腔积液涂片找抗酸杆菌的阳性率低于 5%,培养阳性率也仅为 10%~20%。如果行胸腔镜下胸膜活检组织的结核分枝杆菌培养,则阳性率可>70%。

(二)胸膜活检

胸膜针刺活检是诊断结核性胸膜炎的重要手段。活检的胸膜组织除了可行病理检查外,还可行结核分枝杆菌的培养。壁层胸膜病理检查有肉芽肿病变提示结核性胸膜炎的诊断,虽然其他的疾病如真菌性疾病、结节病、土拉菌病和类风湿性胸膜炎均可有肉芽肿病变,但 95% 以上的胸膜肉芽肿病变为结核性胸膜炎所致;如为干酪性肉芽肿病变则可确定为结核性胸膜炎。如胸膜活检未能发现肉芽肿病变,活检标本应该加做抗酸染色。结核性胸膜炎患者第 1 次胸膜活检可发现结核肉芽肿病变概率为 60% 左右,活检 3 次可达到 80% 左右。如活检标本行结核分枝杆菌培养加上病理检查,则诊断的阳性率可达到 90%。胸腔镜直视下胸膜活检的阳性率和特异性更高。

(三)X 线检查

胸腔积液在 300 mL 以下时,后前位胸部 X 线片可能无阳性发现。少量积液时肋膈角变钝,积液量多在 500 mL 以上,仰卧位透视观察时,由于积聚于胸腔下部的液体散开,复见锐利的肋膈角。也可行患侧卧位摄片,可见肺外侧密度增高的条状影。中等量积液表现为胸腔下部均匀的密度增高阴影,膈影被遮盖,积液呈上缘外侧高、内侧低的弧形阴影。大量胸腔积液时,肺野大部呈均匀浓密阴影,膈影被遮盖,纵隔向健侧移位。

部分结核性胸膜炎可表现为特殊类型:①叶间积液:液体积聚于一个或多个叶间隙内。表现为边缘锐利的梭形阴影或圆形阴影,在侧位胸部 X 线片上显示积液位置与叶间隙有关。②肺下积液:液体主要积聚于肺底与膈肌之间,常与肋胸膜腔积液同时存在。直立位时,表现为患侧膈影增高,膈顶点由正常的内 1/3 处移到外 1/3 处,中部较平坦。左侧肺底积液表现为膈影与胃泡之间的距离增大,患侧肋膈角变钝。如怀疑肺下积液,嘱患者患侧卧位 20 分钟后做荧光透视或胸部 X 线检查,此时液体散开,患侧肺外缘呈带状阴影,并显出膈肌影。带状阴影越厚,积液越多。③包裹性积液:系胸膜粘连形成的局限性胸腔积液。肋胸膜腔包裹性积液常发生于下部的后外侧壁,少数可发生在前胸壁。X 线征象直立位或适当倾斜位时可显示底边贴附于胸壁、内缘向肺野凸出的边界锐利、密度均等的梭形或椭圆形阴影,阴影边缘与胸壁呈钝角。④纵隔积液:系纵隔胸膜腔的积液。前纵隔积液表现为沿心脏及大血管边沿的阴影,右前上纵隔积液阴影颇似胸腺阴影或右上肺不张阴影。取右侧卧位,左前斜 30°位置 20～30 分钟后,摄该体位的后前位胸部 X 线片,显示上纵隔阴影明显增宽。前下纵隔积液需与心脏增大阴影或心包积液相鉴别。后纵隔积液表现为沿脊柱的三角形或带状阴影。

胸部 CT 检查对特殊类型的积液的诊断敏感性和特异性很高,可较清楚地显示胸腔积液和纵隔积液,有很好的临床诊断价值,并可引导穿刺。

(四)超声波检查

超声探测胸腔积液的灵敏度高,定位准确,并可估计胸腔积液的深度和积液量,指导穿刺部位的定位。超声还有助于胸腔积液与胸膜增厚的鉴别。

五、诊断及鉴别诊断

结核性胸膜炎的确诊需要胸腔积液或胸膜活检标本中找到结核分枝杆菌,或胸膜活检有典型结核性肉芽肿病变;然而根据病史和临床表现,以及胸腔积液中 ADA 或干扰素-γ 水平增高,临床上也可以诊断结核性胸膜炎。结核性胸膜炎须与细菌性肺炎、类肺炎性胸腔积液以及恶性胸腔积液等进行鉴别。

(一)细菌性肺炎

结核性胸膜炎的急性期常有发热、胸痛、咳嗽、气促、血白细胞计数升高,需与细菌性肺炎相鉴别。肺炎患者的咳嗽多伴有咳痰,肺部有实变体征或有湿性啰音,胸部 X 线检查表现为肺部炎症浸润阴影或实变影,痰涂片或培养常可发现致病菌。结核性胸膜炎则以干咳为主,胸部体检及 X 线检查表现为胸腔积液的体征和影像学改变,部分患者结核菌素试验可呈阳性结果。

(二)类肺炎性胸腔积液

患者大多先有细菌性肺炎、肺脓肿和支气管扩张合并感染等肺部炎症表现,然后出现胸腔积液。积液量一般不多,通常见于病变的同侧。患者血白细胞计数升高,中性粒细胞比例增加伴核左移。胸腔积液检查外观可为草黄色或脓性,白细胞总数明显增高,以中性粒细胞为主,葡萄糖和 pH 降低,培养可有病原菌生长。

(三)恶性胸腔积液

恶性胸腔积液多继发于肺癌、乳腺癌、淋巴瘤等的胸膜直接侵犯或转移,以及恶性胸膜间皮瘤,其中以肺癌胸膜转移所致的恶性胸腔积液在临床上最为常见。

(四)其他原因的胸腔积液

结核性胸膜炎有时还需与系统性红斑狼疮性胸膜炎、类风湿性胸膜炎以及各种原因所致的漏出性胸腔积液等鉴别,这些疾病均有各自明显的临床特点,鉴别一般并不困难。

六、治疗

结核性胸膜炎的治疗包括一般治疗、胸腔穿刺抽液和抗结核药物治疗。

(一)一般治疗

体温 38 ℃以上可卧床休息,一般患者可以适当起床活动。总的休息时间大约以体温恢复正常、胸腔积液消失后再持续 2～3 个月为佳。此外,给予营养支持和对症治疗。

(二)胸腔穿刺抽液

由于结核性胸膜炎患者胸腔积液的蛋白含量高,容易引起胸膜粘连,故原则上应尽快抽尽胸腔积液。胸腔抽液有以下作用:①减轻中毒症状,加速退热。②解除肺脏和心脏血管受压,改善呼吸及循环功能。③防止胸膜粘连、增厚。大量胸腔积液者每周抽液 2～3 次,直至胸腔积液完全消失。临床上患者的首次抽液不要超过700 mL,以后每次抽液量不应超过 1 000 mL,最多不要超过 1 500 mL。如抽液过快、过多,可由于胸腔内压力骤降发生复张性肺水肿(re-expansion pulmonary edema,RPE)和循环衰竭,表现为剧咳、气促、咳大量泡沫状痰,双肺满布湿性啰音,动脉血氧分压(PaO_2)下降,X 线检查显示肺水肿征。应立即吸氧,密切监测循环和呼吸状况,控制液体入量,必要时给予持续气道正压通气(continuous positive airways pressure,CPAP),酌情应用利尿药和糖皮质激素。若抽液时发生头晕、冷汗、心悸、面色苍白、脉细等表现应考虑"胸膜反应",应立即停止抽液,使患者平卧,必要时皮下注射 0.1％肾上腺素 0.5 mL,密切观察病情,注意血压变化,防止休克。目前也有学者主张早期给予胸腔插管引流(可用细导管),可减少胸膜增厚和胸膜粘连等并发症。

(三)抗结核药物治疗

其原则与方法和活动性肺结核相同。强化期一般予以异烟肼(INH)、利福平(RFP)、吡嗪酰胺(PZA)和乙胺丁醇(EMB)联合治疗 2 个月;巩固期予以 INH 和 RFP 治疗 4 个月。剂量:INH 0.3 g/d,顿服;RFP 0.45~0.6 g/d(体重<50 kg 用 0.45 g/d,≥50 kg 用 0.6 g/d),顿服;PZA 1.5 g/d,顿服;EMB 0.75 g/d,顿服。治疗过程必须注意抗结核药物的不良反应,如肝功能损害、周围神经炎、变态反应等,发生时应根据情况减量或停用。

结核性胸膜炎不主张常规使用糖皮质激素,因其有许多不良反应。当大量胸腔积液、吸收不满意或结核中毒症状严重时可用泼尼松 30 mg/d,至胸腔积液明显减少或中毒症状减轻时每周减少 5~10 mg,一般 4~6 周停药。减药太快或用药时间太短,容易产生胸腔积液或毒性症状的反跳。

胸腔内注射抗结核药物或糖皮质激素没有肯定意义。口服抗结核药物在胸腔积液中的浓度已经足够,胸腔内注射药物对促进胸腔积液吸收以及预防胸膜增厚与不用药物者没有显著差异。胸腔内注入肝素可预防胸膜增厚。

第四章

消化内科常见疾病

第一节 胃 下 垂

一、概说

胃下垂,是指人体站立时胃小弯切迹低于髂嵴连线。本病多见于瘦长无力体型或多生育的妇女及虚弱患者。胃下垂可同时伴有肾、肝及直肠、子宫等内脏下垂。

中医一般将本病归属于"胃缓""胃下""腹胀""胃脘痛"等范畴。但胃脘痛、腹胀所包罗的病症众多,为有别于其他胃脘痛、腹胀疾病,结合本病的病理特征,可专称为"胃下"或"胃缓"。

二、病因、病理

本病多由长期饮食失节,或七情内伤,或劳倦伤脾,导致中气下陷,升降失常而发病。脾主升清,喜燥恶湿,胃主降浊,喜润恶燥;脾主运化水谷,胃主受纳腐熟。饮食失节,脾胃失和,功能紊乱,脾虚运化失常,中气匮乏,升举无力,因而发生气陷。中气下陷,升降失常而致胃膈韧带、肝胃韧带及腹壁肌肉松弛,无力撑托胃体而使之下垂。

劳倦伤脾,脾虚不运,胃失通降;七情内伤,气机阻滞,或脾湿不化,湿滞胃脘,积湿为痰为饮,结于胃中而致胃体下垂。气滞则血瘀,气结则痰生,痰瘀阻络,胃体失养;或过食辛热,灼伤胃阴,络脉失养,而致胃弛缓而下垂。肝郁脾虚,气机失司,升降失常;或素体阳虚,脾胃阳气虚弱,气虚下陷,清者不升,浊者不降,留滞胃中而致胃下垂。

总之,胃下垂以中气下陷,升举无力为基本病理。本病可伴有痰饮内阻,气

— 96 —

滞中焦,夹滞、夹瘀之邪实之候,故本病多为本虚标实之证。脾胃气虚或胃阴匮乏为病之本,气机郁滞或痰瘀内结为病之标。

三、诊断

(一)临床表现

1.病史

患者多体形瘦长,禀赋偏弱,或有慢性虚损性疾病如肺结核、长期消化不良,患者多站立工作,如教师、演员等,或为过多生育的妇女。

2.症状

患者常有腹胀下坠感,餐后明显,平卧时减轻,常有嗳气、上腹痛,腹痛无规律性,可伴有头晕、乏力等表现。

3.体征

上胃部常可闻及振水音及强烈的主动脉搏动,可发现其他内脏下垂,如肝、肾下垂的体征。

(二)胃肠钡餐检查

(1)可发现胃的张力减退,小弯弧线最低点在髂嵴连线以下,胃蠕动缓慢,常示胃液潴留。

(2)纤维胃镜检查对诊断本病无帮助,但可以明确胃黏膜的其他病变。

(3)胶囊内镜检查对消化系统疾病都有一定的诊断价值,本病也可试用。

四、鉴别诊断

(一)慢性胃炎

慢性胃炎为胃黏膜的炎症性病变,亦常见胃脘疼痛、饱胀。胃下垂以餐后胀痛明显,呈坠痛、坠胀,平卧时则明显减轻。借助胃镜和上消化道钡餐检查可以确诊。

(二)溃疡

溃疡导致的胃痛多呈周期性和节律性,胃胀多不明显。胃下垂的坠痛、食后不适作胀与溃疡相比临床表现有别。经钡餐检查或胃镜检查不难鉴别。

(三)胃肠功能紊乱

胃肠功能紊乱患者除胃痛、胃胀等症状外,常伴神志和精神方面的症状,且无坠痛、坠胀之感。排除胃的器质性病变后方可作出诊断。

五、并发症

胃下垂可并发消化不良,少数可并发肠系膜上动脉综合征,或慢性贫血、营养不良。

六、中医证治枢要

中气下陷为病之本,胃失通降、气机不调为病之标,治疗当标本兼顾,在补中益气之中兼佐通降,做到升中有降。补中益气汤和枳术丸为本病常用之剂。两方可单独应用,也可联合运用,补中益气汤近年来有丸剂、口服液剂型,"丸者缓也",丸剂难以消化,不利于治疗本病;口服液杯水车薪,药力不够,所以临床应用以汤剂为宜。一般气虚甚者,以补中益气汤为主;气壅甚者,以枳术丸为主;虚中夹实者,两方合用。

黄芪既补气又升提,为治疗胃下垂必需之品,需重用至 30 g 以上。其他升降之品如柴胡、升麻、葛根、枳壳宜酌情佐之。其中枳壳,有经验认为:重用至 30 g 以上也有升提作用。同时,还要配合药食疗法,如黄芪炖鸡、黄芪山药粥、芡实红枣羹、栗子粥、糯米炖藕、扁豆红枣泥等。在饮食方面,要注意营养,选择营养丰富、易于消化吸收的、体积小的、质地软的、香糯、酥松的食物,一般用一些含动物蛋白丰富的食物,含高纤维素的植物类食物宜少一些。这些在临证时必须向患者讲清楚,有利于提高疗效。

本病药治需从胃给药,一定程度上会增加胃的负担,所以在服药时要注意少量多次,温服为宜,食后服为佳。除内服药外,也需配合外治法,如穴位敷贴、针灸、埋线、推拿、气功、按摩等综合治疗以获得疗效。针灸的长粗针透刺法、芒针针刺背俞穴法、双针刺建里穴法,还有艾灸百会、足三里,或中脘、气海、关元穴,及穴位注射疗法等。这也是中医优势和治疗本病中不可忽视的方法。

七、辨证施治

(一)虚证

1.脾虚气陷

(1)主症:食后脘腹胀满,嗳气不舒,腹胀而坠痛,倦怠嗜卧,得卧则舒,舌苔白,脉缓弱无力。

(2)治法:补气升陷,健脾和胃。

(3)处方:补中益气汤加枳壳。

黄芪 30 g,党参 15 g,白术 10 g,升麻 5 g,柴胡 10 g,当归 10 g,炙甘草 3～6 g,陈皮 5 g,枳壳 15 g。

(4)阐述:本证为胃下垂最常见证候,所用方是常用专方,方中黄芪需重用,才能起到补气升陷的作用,再伍以党参、白术、当归益气养血;升麻,柴胡与黄芪为伍,升阳举陷。近年来研究表明:枳壳有兴奋胃肠平滑肌作用,故配伍用之。有人报道用单味枳实治疗胃下垂取效,说明单味应用枳实亦有升提胃体的作用。然枳实毕竟是破气之品,用之应慎;枳壳除胀下气,与补中益气汤同用,可使升中有降,有利于气滞症的改善。

2.脾胃阳虚

(1)主症:脘腹胀坠冷痛,泛吐清水痰涎,喜温喜按,食少便溏,气短乏力,四肢不温,舌淡,苔白,脉沉弱无力。

(2)治法:升阳益气,健脾温中。

(3)处方:理中丸加味。

党参 15 g,白术 10 g,干姜 5 g,炙甘草 3～6 g,升麻 5 g,枳壳 15 g。

(4)阐述:理中丸为温补中阳之剂。脾胃阳虚之胃下垂,用理中丸温中和胃以治本,复以升麻、枳壳升举其陷,为标本兼治之法。方中党参、白术、甘草益气健脾,加干姜温中和胃,以升脾胃之阳气;升麻升提中阳,加枳壳理气消壅,使补而不滞。

(二)实证

1.饮邪内聚

(1)主症:胃中痞满,或水声辘辘,按之有振水声,胃中怕冷,或泛吐清水痰涎,口淡无味,舌淡,苔白滑,脉沉弦。

(2)治法:蠲饮化痰,理气温胃。

(3)处方:苓桂术甘汤合小半夏汤。

茯苓 15 g,桂枝 5 g,苍术 10 g,甘草 5 g,姜半夏 10 g,生姜 5 g。

(4)阐述:苓桂术甘汤与小半夏汤为治疗痰饮病的专方,移用于治疗饮邪内聚之胃下垂症亦甚适当。方中白术易苍术,取用《普济本事方》之苍术丸治癖囊之意。饮邪内聚多系胃内大量液体潴留,排空迟缓,张力低下,若见胃下垂为虚证之候,一味补正,邪气得助,正气反不能来复,若单纯通降胃气,则有形之邪未得去除,无形之气徒伤无益,故只能温阳化气利痰饮,"病痰饮者,当以温药和之",此之谓也。

2.肝脾不和

(1)主症:脘腹胁痛或胀,嗳气呃逆,食后胀坠,攻撑不舒,胸闷善太息,兼有便秘、舌淡、苔白薄、脉弦。

(2)治法:调和肝脾,升降气机。

(3)处方:加味四逆散。

柴胡 10 g,白芍 10 g,枳壳 15 g,白术 10 g,炙黄芪 30 g,炙甘草 6 g,白豆蔻 5 g,升麻 5 g。

(4)阐述:肝脾不和之胃下垂证,临床并不少见。以脘腹或胸胁胀满,排气不畅为主要特征。用四逆散调和肝脾,加黄芪、白术、升麻补气升陷。但黄芪不能用之太重,以防气滞壅满;用白豆蔻疏理气机,以防壅塞太过。若兼便秘者,可以用枳实易枳壳,加槟榔、酒制的大黄;兼脘腹痛者,加白芍、川楝子;气滞而排气不畅,加大腹皮、厚朴。

(三)虚中夹实

1.气虚血瘀

(1)主症:少气乏力,不思纳食,食后胀满不舒,平卧则安,痛有定处,舌质黯紫,或舌有瘀斑、瘀点,脉弦涩。

(2)治法:益气养阴,活血化瘀。

(3)处方:四君子汤加味。

党参 15 g,白术 10 g,茯苓 10 g,炙甘草 10 g,桃仁 10 g,红花 5 g,三棱 10 g,莪术 10 g,黄芪 30 g。

(4)阐述:气为血之帅,气虚无力,血行不畅,留滞络脉而为瘀血;或因气虚下垂,牵引压迫血管,而致血流受阻而发生瘀滞。因此,气虚血瘀在胃下垂中较为常见。方中黄芪、莪术是配伍较佳的药对,于胃下垂及其他胃病均可配伍应用,如朱良春常用此二味治疗萎缩性胃炎,收效较好,故治疗气虚血瘀之胃下垂亦可借鉴。

2.脾虚夹滞

(1)主症:疲倦乏力,少食便溏,纳谷不化,脘腹胀满,食后加重,口苦嗳腐,舌淡胖嫩,苔黄腻而浊,脉濡缓。

(2)治法:健脾和胃,消食导滞。

(3)处方:枳实参朴汤(经验方)。

白术 20 g,党参 15 g,茯苓 12 g,枳实 10 g,陈皮 10 g,半夏 10 g,厚朴 10 g,莱菔子 10 g,槟榔 10 g,砂仁 5 g,黄连 5 g,干姜 5 g,炒麦芽 10 g,炙甘草 3 g。

(4)阐述:脾虚失运,胃纳呆迟,食滞不化而见虚中夹实之象本方主之。此方主药为枳实、人参、川朴;枳实导滞,川朴疏泄,党参益气,合而为治脾虚夹滞之胃下垂的经验方。若脾虚甚者,重用人参、白术,再加黄芪 15 g、山药 12 g,可去黄连、槟榔;若胃热者,重用黄连至 10 g,加焦山栀 6 g;若痞满者,重用川朴、莱菔子、槟榔。脾虚用药一致,夹滞用药多变,如夹湿、夹痰、夹食、夹瘀、夹水饮等;若几种病邪夹杂一起,这时必须审其所夹,随症加味。

八、西医治疗

(一)一般治疗

少量多餐,定时定量,食物宜软而易消化为上,无刺激性,戒烟戒酒,精神愉快。增加营养,适当锻炼。

(二)对症治疗

如有胃痛,可选用颠茄浸膏片或溴丙胺太林口服,或山莨菪碱肌内注射,或其他解痉止痛剂;消化不良,可选用助消化剂如多酶片、胃蛋白酶合剂;胃酸缺乏者可给 1% 稀盐酸每次 2~5 mL,每日 3 次。

(三)兴奋平滑肌

可选用新斯的明,每次 10 mg,每日 3 次口服;或新斯的明注射液 0.5 mg,肌内注射,每日 1 次。

(四)辅助工具

如放置胃托。

九、中西医优化选择

西医对胃下垂没有特殊治疗方法,也没有肯定疗效。所以采用西医治疗主要是对症治疗。而中医治疗本病有丰富的治疗方法,除了内服药治疗外,值得推广的尚有:①针刺背俞穴法,用 28 号、30 号 1.5 寸毫针,取肝、胆、脾、胃俞,每日针一穴,自上而下反复应用,针尖斜向椎间孔方向,根据患者体质掌握深度及针感,捻转 20 余次,稍停半分钟继续捻针,一次起针。②双针刺建里穴法,建里穴同时刺入双针,先后进针到皮下 6~9 cm,有针感后,随即将双针提插数次,再留针 20 分钟(殷晓明经验)。③艾灸法,用艾炷隔姜灸,每次 3~4 壮为度,隔日灸一次(罗焕珍经验)。④穴位注射疗法,用 100% 的胃升液(黄芪、升麻等分)穴位注射,选用足三里、胃俞、脾俞,交替使用,每穴注射 3 mL,每周 6 次,1 个月为一疗程(王重奇经验)。另外,还有埋线疗法、按摩疗法等。以上这些疗法均有一定效果,因此目前治疗本病,中医优于西医疗法,可作为首选的治疗方法,或中西医结合,取长补短。

胃下垂的中医治疗,不应受西医病名的影响局限于单纯的升提补虚之法,必须强调辨证论治才能取得良好的效果。胃下垂虽然是一种脾胃升功能失调引起的疾病,综观历代医家对本病的治疗和研究,可以发现其病因病机并非仅为"中气下陷"一端,而是虚实并见,错综复杂。本病在胃,但与其他脏腑密切相关,如肠燥津枯、胃中虚冷、痰瘀搏结、肺气淤滞等各种因素造成脾胃的升降功能紊乱，使食物在胃中长期停留，导致胃平滑肌长期紧张，收缩蠕动能力越来越弱，久而久之，胃体松弛，出现胃下垂。根据脾胃之气的正常生理功能，胃主降、脾主升的特点，其病在胃，其本在脾，所以补益脾气是关键所在。从人的整体来看，胃体及支持韧带得不到足够的营养物质支持，久而久之，胃体及韧带会伸长而发生胃下垂。由此可见，不能被传统的一种认识所迷惑，一定要详细观察，认真分析，辨证论治。

第二节　慢　性　胃　炎

慢性胃炎主要是由幽门螺杆菌感染引起的胃黏膜慢性炎症，多数是以胃窦为主的全胃炎，胃黏膜层以淋巴细胞和浆细胞浸润为主，部分患者在后期可出现胃黏膜固有腺体萎缩和化生。慢性胃炎的发病率随年龄增加而升高。

一、流行病学

大多数慢性胃炎患者无任何症状，因此本病在人群中的确切患病率不完全清楚。幽门螺杆菌感染是慢性胃炎的主要病因（80％～95％），幽门螺杆菌感染几乎无例外地引起胃黏膜炎症，感染后机体一般难以自行将其清除，而造成慢性感染。据此估计，人群中的幽门螺杆菌感染率大致相当于慢性胃炎的患病率。我国人群中的幽门螺杆菌感染率为50％～70％，感染率随年龄增加而升高，因此估计人群中成人慢性胃炎患病率在50％以上。

二、分类

慢性胃炎分类方法众多，主要包括：①Whitehead（1972年）将慢性胃炎分为浅表性胃炎和萎缩性胃炎。②Strikland（1973年）根据病变部位和免疫机制将萎缩性胃炎分为A、B两型；A型胃体黏膜萎缩，与自身免疫有关，可发展为恶性贫血；B型胃窦黏膜萎缩，而胃体无明显萎缩。③悉尼系统（1990年）：结合了部位、形态学和病因，由组织学和内镜两部分组成。④新悉尼系统（1996年）：组织学诊断引入直观模拟评分，对炎症、活动性、萎缩、肠化生和幽门螺杆菌感染程度分级；将慢性胃炎分成非萎缩性、萎缩性和特殊类型胃炎三大类，萎缩性胃炎又分成多灶性和自身免疫性萎缩性胃炎。这一分类系统提高了胃炎组织学诊断的一致性,⑤我国慢性胃炎共识会议(2000年):组织学分类与新悉尼系统基本相同。

三、病因和发病机制

(一)幽门螺杆菌感染

1.幽门螺杆菌感染与慢性胃炎的关系符合 Koch 提出的必要条件

即符合确定病原体为疾病病因的 4 项条件:①该病原体存在于所有患该病的患者中;②该病原体的分布与体内病变分布一致;③清除病原体后疾病可好转;④在动物模型中该病原体可诱发与人相似的疾病。

大量研究表明:①80%～95%的慢性活动性胃炎患者胃黏膜中有幽门螺杆菌感染,5%～20%的阴性率可能反映了慢性胃炎病因的多样性;②幽门螺杆菌相关性胃炎患者中,幽门螺杆菌分布以胃窦为主,与胃内炎症分布一致;③根除幽门螺杆菌可使胃黏膜炎症消退,一般中性粒细胞消退较快,但淋巴细胞、浆细胞消退需要较长时间;④志愿者和动物模型中已证实幽门螺杆菌感染可引起胃炎。

2.引起慢性胃炎的机制

包括:①幽门螺杆菌尿素酶分解尿素产生的氨以及其产生的毒素(如空泡毒素等)、酶等,直接损伤胃黏膜上皮细胞;②幽门螺杆菌诱导上皮细胞释放 IL-8,诱发炎症反应,损伤胃黏膜;③幽门螺杆菌通过抗原模拟或交叉抗原机制诱发免疫反应,损伤胃上皮细胞。

3.幽门螺杆菌感染所致慢性胃炎的演变

幽门螺杆菌感染后几乎均引起组织学胃炎。长期感染(5～25年)后,部分患者可有胃黏膜萎缩和化生。世界范围的对比研究发现,幽门螺杆菌相关性胃炎胃黏膜的萎缩和肠化生的发生率在不同国家或同一国家不同地区之间存在很大差异。这种差异大体上与这些国家或地区之间胃癌发病率差异相平行。如印度胃癌发病率很低,虽然人群中幽门螺杆菌感染率高于日本,但幽门螺杆菌感染者中胃黏膜萎缩/肠化生发生率很低;而日本是胃癌高发国家,幽门螺杆菌感染者中胃黏膜萎缩/肠化生的发生率也很高。我国上海(胃癌高发地区)与广州(胃癌低发地区)相比,也存在类似情况。因此幽门螺杆菌感染后胃黏膜萎缩/肠化生的发生是幽门螺杆菌、宿主(遗传)和环境因素三者协同作用的结果,这与幽门螺杆菌感染和胃癌发生的情况相类似。

(二)自身免疫机制和遗传因素

胃体萎缩为主的慢性胃炎发生在自身免疫基础上,又称为自身免疫性胃炎,或称 A 型萎缩性胃炎。北欧多见，我国有少数病例报道。患者血液中存在自身抗体即壁细胞抗体（parietal cell antibody，PCA）和内因子抗体（intrinsic factor antibody，IFA）。前者使壁细胞总数减少，导致胃酸分泌减少或缺乏；后者使内因子缺乏，引起维生素 B_{12} 吸收不良，导致恶性贫血。本病可伴有其他自身免疫性疾病，如桥本甲状腺炎、白癜风等。

PCA 存在于血液和胃液中，其相应抗原为壁细胞分泌小管微绒毛膜上的质子泵 H^+-K^+-ATP 酶。PCA 亦见于一些不伴恶性贫血的萎缩性胃炎者和极少数健康人，在其他自身免疫性疾病中 PCA 的阳性率也较高。内因子由壁细胞分泌，食物中的维生素 B_{12} 必须与内因子结合后才能被末端回肠吸收。IFA 存在于患者血清和胃液中，胃液中的 IFA 与恶性贫血有关。IFA 仅见于 A 型萎缩性胃炎伴恶性贫血者。

恶性贫血患者具有遗传背景，家庭成员中萎缩性胃炎、低酸或无酸、维生素 B_{12} 吸收不良的患病率及 PCA、IFA 阳性率很高。以胃窦为主的萎缩性胃炎遗传因素不明显。

近年发现幽门螺杆菌感染者中也存在着自身免疫反应，其血清抗体能和宿主的胃黏膜上皮起交叉反应，其机制主要与幽门螺杆菌抗原模拟有关。

（三）其他因素

1.十二指肠液反流

由于幽门括约肌功能不全，胆汁、胰液和肠液大量反流入胃，削弱胃黏膜屏障功能，使胃黏膜遭到消化液的作用，发生炎症、糜烂、出血和黏膜上皮化生性变化等。吸烟也可影响幽门括约肌功能，引起反流。

2.胃黏膜损伤因子

一些外源性因素，如长期摄食粗糙或刺激性食物、酗酒、高盐饮食、长期服用 NSAIDs 等药物，可长期反复损伤胃黏膜，造成炎症持续不愈。慢性右心衰竭、肝硬化门静脉高压症可引起胃黏膜淤血缺氧。这些因素可各自或与幽门螺杆菌感染协同起作用。

四、病理

慢性胃炎病理变化是胃黏膜损伤和修复这对矛盾作用的结果，组织学上表现为炎症、萎缩和化生。在慢性炎症过程中，胃黏膜也有反应性增生变化，如胃小凹上皮过形成、黏膜肌增厚、淋巴滤泡形成、纤维组织增生等。无论炎症还是萎缩或肠化，开始时均呈灶性分布，随着病情发展，灶性病变逐渐融合成片。一般,病理变化胃窦重于胃体,小弯侧重于大弯侧;当萎缩和肠化严重时,炎症细胞浸润反而减少。对5种形态学变量(幽门螺杆菌、炎症、活动性、萎缩和化生)程度要分级,分成无、轻度、中度和重度4级。

(一)幽门螺杆菌

主要见于黏液层和胃黏膜上皮表面或小凹间,也可见于十二指肠的胃化生黏膜,而肠化黏膜或异型增生上皮上很少存在。幽门螺杆菌在胃内分布不均匀,一般胃窦密度比胃体高,幽门螺杆菌数量与炎性细胞浸润程度多呈正比。

(二)炎症

黏膜层有以淋巴细胞、浆细胞为主的慢性炎细胞浸润。幽门螺杆菌根除后慢性炎症细胞一般要一年或更长时间才能完全消失。

(三)活动性

活动性指出现中性粒细胞,存在于固有膜、小凹上皮和腺管上皮之间,可形成小凹脓肿。中性粒细胞浸润是提示幽门螺杆菌感染存在的敏感指标。

(四)萎缩

萎缩指胃固有腺体(幽门腺或泌酸腺)数量减少,是长期慢性炎症引起腺体破坏所致。由于腺体数量减少,黏膜层变薄,而出现内镜下的胃黏膜血管网显露。但萎缩常伴有化生和纤维组织、淋巴滤泡和黏膜肌增厚等增生变化,有时胃黏膜反而呈粗糙、细颗粒状外观。

(五)化生

化生有两种类型:肠化生和假幽门腺化生。前者指肠腺样腺体替代了胃固有腺体;后者指胃体泌酸腺的颈黏液细胞增生,形成幽门腺样腺体,它与幽门腺在组织学上一般难以区别,需根据活检部位判断。一般的胃黏膜化生指肠化生。根据肠化生细胞黏液性质、有无帕内特细胞和出现的酶种类,可将肠化生分成若干亚型:小肠型和大肠型,以及完全型和不完全型。一般认为大肠型或不完全型肠化生与胃癌关系更密切,但对此尚有争议。

(六)异型增生

异型增生又称不典型增生,也是慢性胃炎组织学可出现的病理变化,其分级标准尚未统一。异型增生是指细胞在再生过程中过度增生和丧失分化,在结构和功能上偏离正常轨道,在形态学上出现细胞异型性和腺体结构的紊乱。内镜下异型增生并无特征性表现,可以发生于隆起、平坦和凹陷病变中。异型增生是胃癌的癌前病变。

五、临床表现

70％～80％的患者可无任何症状。有症状者主要表现为非特异性的消化不良,如上腹不适、饱胀、钝痛、烧灼痛,这些症状一般无明显节律性,进食可加重或减轻。此外也可有食欲缺乏、嗳气、反酸、恶心等症状。这些症状的有无和严重程度与慢性胃炎的内镜所见和组织病理学分级无明显相关性。胃黏膜有糜烂者可有上消化道出血,长期少量出血可引起缺铁性贫血。恶性贫血者常有疲软、舌炎和轻微黄疸,一般消化道症状较少。体征多不明显,有时可有上腹轻压痛。

六、实验室和辅助检查

(一)幽门螺杆菌检测

检测结果呈阳性。

(二)胃液分析

浅表性胃炎胃酸分泌常正常或增高;萎缩性胃炎病变主要在胃窦时,胃酸可正常或低;A 型萎缩性胃炎的胃酸降低,重度者可无胃酸。

(三)血清胃泌素

正常值＜100 ng/L。胃窦黏膜萎缩时空腹血清胃泌素正常或降低,胃体黏膜萎缩时中度升高,伴有恶性贫血的胃萎缩患者显著升高,可达 1 000 ng/L 或以上。

(四)自身抗体

A 型萎缩性胃炎的血清 PCA 常呈阳性。血清 IFA 阳性率比 PCA 低,但如胃液中检测到 IFA,对诊断恶性贫血帮助很大。

(五)血清维生素 B_{12} 浓度和维生素 B_{12} 吸收试验

正常人空腹血清维生素 B_{12} 的浓度为 300～900 ng/L,＜200 ng/L 肯定有维生素 B_{12} 缺乏。放射性维生素 B_{12} 吸收试验能检测维生素 B_{12} 吸收情况,维生素 B_{12} 缺乏和内因子缺乏所致的吸收障碍有助于恶性贫血的诊断。

七、诊断

确诊主要依赖内镜检查和胃黏膜活检组织学检查。幽门螺杆菌检测有助于病因诊断,怀疑 A 型萎缩性胃炎者应检测血清胃泌素和相关的自身抗体等。

(一)内镜检查

悉尼分类将胃炎的胃镜诊断定为 7 种:充血渗出性、平坦糜烂性、隆起糜烂性、萎缩性、出血性、反流性和皱襞增生性胃炎。国内 2000 年慢性胃炎研讨会上仍将其分为浅表性胃炎(非萎缩性胃炎)和萎缩性胃炎,如同时存在平坦糜烂、隆起糜烂或胆汁反流,则诊断为浅表性或萎缩性胃炎伴糜烂,或伴胆汁反流。内镜下浅表性胃炎的诊断依据是红斑(点、片状、条状),黏膜粗糙不平,出血点/斑;萎缩性胃炎的依据是黏膜呈颗粒状,黏膜血管显露,色泽灰暗,皱襞细小。报告检查结果时要描述病变分布范围(胃窦、胃体或全胃)。

(二)组织病理学检查

1.活检取材

用于临床诊断建议取 3 块(胃窦大、小弯各 1 块和胃体小弯 1 块);用于科研时按悉尼系统要求取 5 块(胃窦、胃体大小弯各 1 块和胃角小弯 1 块)。内镜医师应向病理医师提供活检部位、内镜所见和简要病史等资料,以提高诊断正确性。

2.病理诊断报告

诊断要包括部位特征和形态学变化程度,有病因可见的要报告病因,如幽门螺杆菌。病理报告应包括每块活检材料的组织学变化,以便临床医师结合内镜所见作出正确诊断。

八、治疗

(一)消除或削弱攻击因子

1.根除幽门螺杆菌

(1)对象:除去病因或针对病因治疗是一般疾病治疗的常规。但由于人群中幽门螺杆菌感染率很高,多数幽门螺杆菌相关性胃炎患者并无症状或仅为轻度患者,幽门螺杆菌不易根除;根除幽门螺杆菌后不少患者的消化不良症状改善并不明显等,权衡利弊后,根除幽门螺杆菌适用于下列幽门螺杆菌相关性慢性胃炎患者:①有明显异常(指胃黏膜糜烂、萎缩、肠化或不典型增生)的慢性胃炎患者;②有胃癌家族史者;③伴有糜烂性十二指肠炎者;④症状明显,常规治疗疗效差者。

(2)方案:见消化性溃疡。

2.抑酸或抗酸治疗

适用于有胃黏膜糜烂或以反酸、上腹饥饿痛等症状为主者。根据病情或症状严重程度,选用抗酸剂、H_2 受体拮抗剂或质子泵抑制剂。

3.针对胆汁反流、服用 NSAIDs 等作相应治疗和处理

动力促进剂多潘立酮、西沙必利、莫沙必利等可消除或减少胆汁反流,米索前列醇、PPI 可减轻 NSAIDs 对胃黏膜的损害。

(二)增强胃黏膜防御

增强胃黏膜防御适用于有胃黏膜糜烂、出血或症状明显者。药物包括兼有

杀幽门螺杆菌作用的胶体铋,兼有抗酸和胆盐吸附作用的铝碳酸制剂和单纯黏膜保护作用的硫糖铝等。

(三)动力促进剂

动力促进剂适用于以上腹饱胀、早饱等症状为主者。

(四)中药

辨证施治,可与西药联合应用。

(五)其他

1.抗抑郁药、镇静药

适用于睡眠差、有明显精神因素者。

2.维生素 B_{12}

适用于 A 型萎缩性胃炎有恶性贫血者。

3.抗氧化剂

维生素 C、维生素 E、β-胡萝卜素和微量元素硒等抗氧化剂可清除幽门螺杆菌感染炎症所产生的氧自由基和抑制胃内亚硝胺化合物形成,对预防胃癌有一定作用。

九、预后

由于绝大多数慢性胃炎是幽门螺杆菌相关性胃炎,而幽门螺杆菌自发清除少见,因此慢性胃炎可持续存在,但多数患者并无症状。少部分慢性浅表性胃炎可发展为慢性多灶萎缩性胃炎,后者常合并肠化生,少数可合并异型增生。根除幽门螺杆菌、补充抗氧化剂等综合治疗可在一定程度上逆转部分患者的胃黏膜萎缩、肠化生和异型增生。极少数中、重度萎缩性胃炎经历长期的演变可发展成胃癌。15%～20%的幽门螺杆菌相关性胃炎可发生消化性溃疡,以胃窦炎症为主者易发生十二指肠溃疡,而多灶萎缩者易发生胃溃疡。

第三节 消化性溃疡

一、概说

消化性溃疡指在各种致病因子的作用下,黏膜发生的炎症与坏死性病变,病变深达黏膜肌层。溃疡常发生于与胃酸分泌有关的消化道黏膜,其中以胃、十二指肠为最常见,即胃溃疡(gastric ulcer,GU)和十二指肠溃疡(duodenal ulcer, DU),因溃疡形成与胃酸/胃蛋白酶的消化作用有关而得名。

一般认为人群中约有10%在其一生中患过消化性溃疡。但在不同国家、不同地区,其发病率有较大差异。消化性溃疡在我国人群中的发病率尚无确切的流行病学调查资料,有资料报道占国内胃镜检查人群的10.3%～32.6%。本病可见于任何年龄,以20～50岁居多,男性多于女性[(2～5):1],临床上十二指肠溃疡多于胃溃疡,两者之比约为3:1。

幽门螺杆菌感染和非甾体抗炎药(non-steroidal anti-inflammatory drugs, NSAIDs)的摄入,特别是前者,是消化性溃疡最主要的病因。另外,糖皮质激素、抗肿瘤药物和抗凝药的使用也可诱发消化性溃疡,同时也是上消化道出血不可忽视的原因之一。吸烟、饮食因素、遗传、胃十二指肠运动异常、应激与心理因素等在消化性溃疡的发生中也起一定作用。其发病机制主要与胃十二指肠黏膜的侵袭因素和黏膜自身防御/修复因素之间失平衡有关。GU和DU在发病机制上有不同之处,前者主要是防御/修复因素减弱,后者主要是侵袭因素增强。

二、诊断

(一)临床表现

1.症状

慢性长期反复发生的周期性、节律性上腹部疼痛,应用碱性药物可缓解。腹痛发生与用餐时间的关系认为是鉴别胃与十二指肠溃疡的临床依据。

胃溃疡疼痛多在餐后1小时内出现,持续1～2小时自行缓解,直至下餐进食后再复现上述节律。十二指肠溃疡疼痛多在两餐之间发生,持续至下餐进食后缓解,有疼痛→进食→缓解的规律,有时疼痛常在夜间。胃十二指肠复合性溃疡或合并有慢性胃炎等其他胃部疾病时可使疼痛无明显规律。近年来,由于抗酸剂、抑酸剂等药物广泛使用,症状不典型的患者日益增多。由于NSAIDs有较强的镇痛作用,NSAIDs溃疡临床上无症状者居多,部分以上消化道出血为首发症状,也有表现为恶心、厌食、食欲缺乏、腹胀等消化道非特异性症状。

2.体征

消化性溃疡缺乏特异性体征。在溃疡活动期,多数患者有上腹部局限性轻压痛;十二指肠溃疡患者压痛点常在右上腹;对于反复慢性失血者可有贫血;部分胃溃疡患者体质较弱,呈慢性病容。

3.并发症

消化性溃疡的主要并发症为上消化道出血、癌变、穿孔和幽门梗阻,目前幽门梗阻已较少见,这可能与临床上广泛根除幽门螺杆菌和应用 PPI 治疗有关。慢性胃溃疡恶变的观点至今尚有争议。

(二)内镜检查及胃黏膜组织活检

1.胃镜检查注意事项

检查过程中应注意溃疡的部位、形态、大小、深度、病期及溃疡周围黏膜的情况,并常规行组织学活检。对不典型或难愈合溃疡,要分析其原因,必要时行超声内镜检查或黏膜大块活检,以明确诊断。

2.胃镜检查优越性

胃镜检查是消化性溃疡检查的金标准,可发现 X 线检查难以发现的表浅溃疡及愈合期溃疡,并可对溃疡进行分期(活动期、愈合期、瘢痕期),结合直视下黏膜活检,对判断溃疡的良、恶性有较大的价值。同时,内镜可以用于溃疡并发症的治疗,如溃疡大出血时的止血治疗。

3.胃镜检查特征

(1)发生部位:GU 绝大多数发生于胃小弯,特别是胃角或胃角附近;位于胃大弯的溃疡常为恶性溃疡,但也有少数良性溃疡可发生在大弯侧。DU 多发生在球部,前壁比后壁多见,偶尔溃疡见于球部以下部位,称球后溃疡。NSAIDs 溃疡以胃部多见,分布在近幽门、胃窦和胃底部,溃疡形态多样。

(2)溃疡形态:溃疡常呈圆形或卵圆形,其表面的炎性渗出物和坏死物形成胃镜可见的特征性白苔。

(3)溃疡大小:GU 的直径一般<2 cm,DU 的直径一般<1.5 cm,但巨大溃疡(GU>3 cm,DU>2 cm)亦非罕见,需与恶性溃疡鉴别。

(4)溃疡深度:溃疡有不同的深度,浅者仅超过黏膜肌层,深者则可贯穿肌层,甚至浆膜层。

(5)溃疡数量:胃溃疡多为单个,两个或者两个以上为多发性溃疡,胃溃疡合并十二指肠溃疡称复合性溃疡,占 2%～3%。

(6)溃疡分期具体如下。

1)溃疡活动期(A,active stage)。

A1 期:溃疡的苔厚而污秽,周围黏膜肿胀,无黏膜皱襞集中。

A2 期:溃疡苔厚而清洁,溃疡四周出现上皮再生所形成的红晕,周围黏膜肿胀面逐渐消失,开始出现向溃疡集中的黏膜皱襞。

2)溃疡愈合期(H,healing stage)。

H1 期:溃疡缩小、变浅,白苔边缘光滑,周边水肿消失,边缘再生上皮明显,呈红色栅状,皱襞集中,到达溃疡边缘。

H2 期:溃疡明显缩小,白苔变薄,再生上皮范围加宽。

3)溃疡瘢痕期(S,scarring stage)。

S1:溃疡苔消失,中央充血,瘢痕呈红色,又称红色瘢痕期。

S2:红色完全消失,又称白色瘢痕期。

4.X 线钡餐检查

多采用钡剂和空气做双重对比造影技术检查胃和十二指肠。消化性溃疡的X 线征象有直接和间接两种,前者是诊断本病的可靠依据,后者的特异性有限。

直接征象:①龛影,由于溃疡周围组织的炎症和水肿,龛影周围可出现透亮带;②因溃疡部位纤维组织增生和收缩,出现黏膜皱襞向溃疡集中的现象。

间接征象:包括局部痉挛、激惹现象、十二指肠球部畸形和局部压痛等。

另外,75%的溃疡穿孔在腹部平片上可见腹腔游离气体。

(三)其他实验室检查

1.幽门螺杆菌检测

幽门螺杆菌感染的诊断已成为消化性溃疡的常规检测项目,其方法分为侵入性和非侵入性两大类。

侵入性检查:需做胃镜检查和胃黏膜活检,包括快速尿素酶试验(rapid urease test,RUT)、胃黏膜直接涂片染色镜检、胃黏膜组织切片染色镜检(如W-S 银染、改良吉姆萨染色、甲苯胺蓝染色、免疫组化染色)、细菌培养、基因检测方法(PCR、寡核苷酸探针杂交等)。

非侵入性检查:仅提供有无幽门螺杆菌感染的信息,包括^{13}C 或^{14}C 尿素呼气试验(urea breath test,UBT)、粪便幽门螺杆菌抗原(*H.pylori* stool antigen,HpSA)检测和血清及分泌物(唾液、尿液等)抗体格检查测,以及基因芯片和蛋白芯片检测等。

2.粪便隐血试验检查

活动性溃疡患者试验可呈阳性,对于判断溃疡有无活动性出血有一定意义。

3.胃液分析

GU 患者的胃酸分泌正常或低于正常,部分 DU 患者则增多,但与正常人均有很大重叠,故胃液分析对消化性溃疡的诊断和鉴别诊断价值不大。

三、鉴别诊断

(一)胃的良性溃疡与恶性溃疡的鉴别

胃癌发生的报警信号:①中老年人近期出现上腹痛伴不明原因的上消化道

出血;②中老年人出现不明原因的食欲缺乏、贫血或消瘦;③胃溃疡患者疼痛加重,和(或)失去节律性,且抗溃疡治疗无效;④胃溃疡患者胃黏膜活检有重度萎缩/肠化/不典型增生;⑤胃溃疡患者出血与贫血不相符。

(二)溃疡与胃泌素瘤的鉴别

胃泌素瘤患者有顽固性多发性溃疡,或有异位性溃疡,胃次全切除术后容易复发,多伴有腹泻和明显消瘦。患者胰腺有非 β 细胞瘤或胃窦 G 细胞增生,血清胃泌素水平增高,胃液和胃酸分泌显著增多。

(三)溃疡与功能性消化不良的鉴别

功能性消化不良可有上腹部不适、恶心、呕吐,或者酷似消化性溃疡的表现,但常伴有明显的全身精神症状,情绪波动与发病有密切关系。内镜检查与 X 线检查未发现明显异常。

(四)溃疡与慢性胆囊炎、胆石症的鉴别

多见于中年女性,常呈间歇性、发作性右上腹痛,常放射到右肩胛区,可有胆绞痛、发热、黄疸、墨菲征。进食油腻食物常可诱发。B超检查可以作出诊断。

(五)溃疡与心绞痛、心肌梗死的鉴别

本病可表现为上腹疼痛,但多为急性起病,伴有胸闷、心慌等症状,心肌酶谱、肌钙蛋白、心电图检查等可鉴别。

(六)克罗恩病继发的上消化道溃疡

克罗恩病为一种慢性肉芽肿炎症,病变可累及胃肠道各部位,以末端回肠及其邻近结肠为主,呈穿壁性炎症,多为节段性、非对称性分布,临床主要表现为腹痛、腹泻、瘘管、肛门病变等。肠镜检查可以明确诊断。

(七)淋巴瘤继发的上消化道溃疡

非霍奇金淋巴瘤的结外侵犯倾向,累及胃肠道部位以小肠为多。其中半数以上为回肠,其次为胃,可表现为腹痛、腹泻和腹块,症状可类似于消化道溃疡。但本病多以无痛性颈和锁骨上淋巴结肿大为首发表现,可出现发热、盗汗、消瘦等全身症状,血常规检查、骨髓穿刺和淋巴结活检可明确诊断。

四、并发症

本病常见的并发症有上消化道出血、穿孔、幽门梗阻、癌变。

五、治疗

(一)治疗目的

缓解症状,促进溃疡愈合,预防并发症,预防复发。

(二)一般治疗

消化性溃疡是自愈性疾病,在针对可能的病因治疗时,要注意休息,减少不必要的活动,避免刺激性饮食,但无需少量多餐,每日正餐即可,避免辛辣、过咸食物及浓茶、咖啡等饮料。服用 NSAIDs 者应尽可能停服,即使患者未服用此类药物,应告诫今后慎用。

(三)抑酸治疗

抑酸治疗是缓解消化性溃疡症状、愈合溃疡的最主要措施。PPI 是首选药物,如奥美拉唑、雷贝拉唑、埃索美拉唑等。

溃疡的愈合特别是 DU 的愈合与抑酸强度和时间成正比。如果抑制胃酸分泌,使胃内 pH 升高≥3,每天维持 18～20 小时,则可使几乎所有十二指肠溃疡在 4 周内愈合。

PPI 作用于壁细胞胃酸分泌终末步骤中的 H^+-K^+-ATP 酶,抑制胃酸作用强,且作用时间持久。消化性溃疡治疗通常采用标准剂量的 PPI,每日 1 次,早餐前半小时服药。治疗十二指肠溃疡疗程为 4 周,胃溃疡为 6～8 周,通常内镜下溃疡愈合率均在 90% 以上。新一代的 PPI 抑酸作用更强,缓解腹痛等症状更为迅速。对于幽门螺杆菌阳性的消化性溃疡,应常规行幽门螺杆菌根除治疗。在抗幽门螺杆菌治疗结束后,仍继续应用 PPI 至疗程结束。

组胺的效应系统经 H_1 和 H_2 受体介导。H_1 受体位于支气管和小肠平滑肌内,与组胺的致支气管痉挛和小肠平滑肌收缩有关;H_2 受体位于壁细胞上和子宫内,与组胺的致胃酸分泌和子宫收缩作用有关。传统的抗组胺药如苯海拉明,能阻断 H_1 受体,而 H_2 受体只能被特异性 H_2 受体拮抗剂阻断。H_2 受体阻滞剂通常采用标准剂量,每日 2 次,疗程同 PPI,但溃疡愈合率低于 PPI,内镜下溃疡愈合率在 65%～85%。

对胃泌素瘤的治疗,通常服用标准剂量的 PPI,但需每日 2 次用药。若 BAO >10 mmol/h,则还需增加剂量,直到达到理想的抑酸效果为止。

(四)抗幽门螺杆菌治疗

国内已对幽门螺杆菌相关性溃疡的处理达成共识:无论溃疡初发或复发,无论活动或静止,无论有无并发症,均应该行幽门螺杆菌根除治疗。

由于 PPI 能增强抗生素杀灭幽门螺杆菌的作用,目前推荐的各类根除幽门螺杆菌治疗方案中最常用的是以 PPI 为基础的三联治疗方案(PPI、阿莫西林、克拉霉素),3 种药物均采用常规剂量,疗程 7～14 天。幽门螺杆菌根除率在 70%～90%。为提高根除率,在治疗消化性溃疡时建议在 10 天疗法。

对于首次根除失败者,应采用二、三线方案进行治疗。常用四联疗法,可根据既往用药情况并联合药敏试验,采取补救治疗措施(PPI+铋剂+2种抗生素)或选用喹诺酮类、呋喃唑酮、四环素等药物,疗程多是10天或14天。

序贯疗法治疗幽门螺杆菌感染具有疗效高、耐受性和依从性好等优点。目前推荐的序贯疗法为10天:前5天,PPI+阿莫西林,后5天,PPI+克拉霉素+替硝唑;或前5天,PPI+克拉霉素,后5天,PPI+阿莫西林+呋喃唑酮。据报道,序贯疗法有效率明显优于7天或者10天常规疗法,且不良反应无明显增加。但对序贯疗法国内仍需积累更多的临床经验。

抗幽门螺杆菌治疗后复查:抗幽门螺杆菌治疗后,确定幽门螺杆菌是否根除的试验应该在治疗完成后4周时进行。用基于尿素酶的试验(RUT、UBT)进行检测时,至少在复查前1周停用PPI或者H_2受体阻滞剂,以免影响检测结果。

(五)胃黏膜保护剂

对老年人消化性溃疡、巨大溃疡、复发性溃疡,在抗酸、抗幽门螺杆菌治疗同时,建议应用胃黏膜保护剂,这些药物或可在黏膜表面形成保护层,或可中和胃酸吸附胆汁,或可增加黏液的分泌,或可改善黏膜血流促进细胞再生,从而提高消化性溃疡的愈合质量,减少溃疡的复发率。药物主要有以下3种。

1.硫糖铝

通过黏附覆盖在溃疡表面而阻止胃酸、胃蛋白酶侵袭溃疡面,同时可促进内源性前列腺素合成,主要用于GU的治疗。不良反应:便秘。常用剂量:1.0 g,一日3次。

2.枸橼酸铋钾

本药除了具有硫糖铝的作用外,尚有较强的抗幽门螺杆菌作用,主要用于根除幽门螺杆菌联合治疗。不良反应:舌苔发黑及黑便。常用剂量:110 mg,一日4次。

3.米索前列醇

本药可能是通过干扰壁细胞内的环磷酸腺苷(cAMP)的生成起作用,主要用于NSAIDs相关性溃疡的预防。不良反应:腹泻。米索前列醇可引起子宫收缩,故孕妇忌服。常用剂量:200 μg,一日4次。

(六)NSAIDs 相关性溃疡的治疗

NSAIDs可以消耗组织内贮存的前列腺素,抑制黏膜的碳酸盐分泌,干扰上消化道运动,从而使黏膜发生糜烂出血,甚至溃疡。

单纯的NSAIDs相关性溃疡停服NSAIDs后,可用常规抗溃疡方案进行治疗。如不能停服 NSAIDs，则应选用 PPI 进行治疗，而常规剂量的 H_2 受体阻滞剂效果不佳。

PPI 是防治 NSAIDs 相关性溃疡的首选药物。通过高效抑制胃酸分泌的作用，显著改善患者的胃肠道症状、预防消化道出血、提高胃黏膜对 NSAIDs 的耐受性，并能促进溃疡愈合。PPI 疗程与剂量同消化性溃疡。H_2 受体阻滞剂仅能预防 NSAIDs 十二指肠溃疡的发生，但不能预防 NSAIDs 胃溃疡的发生。

对于伴有幽门螺杆菌感染的 NSAIDs 相关性溃疡，一般认为：长期服用 NSAIDs 前根除幽门螺杆菌可降低 NSAIDs 相关性溃疡的发生率；已发生溃疡停用 NSAIDs 者应根除幽门螺杆菌治疗；已发生溃疡而仍需服用 NSAIDs 者，根除幽门螺杆菌不能加快 PPI 治疗溃疡的愈合。

胃黏膜保护剂（如米索前列醇）可增加前列腺素合成、清除并抑制自由基作用，对 NSAID 溃疡有一定的治疗作用。

(七)消化性溃疡并发出血的治疗

消化性溃疡合并活动性出血的首选治疗方法是内镜下止血，建议 24～48 小时使用，并应同时静脉使用 PPI。PPI 通过抑制胃酸分泌，提高胃内 pH，降低胃蛋白酶活性，减少对血凝块的消化作用，提高血小板的凝集率，从而有助于巩固内镜的止血效果。如大量出血，内科保守治疗无效者，应尽早行外科手术治疗。

(八)消化性溃疡并发幽门梗阻的治疗

采取禁食、胃肠减压，经强有力的抑酸治疗大多能缓解。如长期的幽门梗阻系因反复的溃疡疤痕挛缩导致，为外科性梗阻，需手术治疗。部分患者胃窦部溃疡恶变也会导致幽门梗阻，胃镜下活检可帮助诊断，同时亦应采取外科手术治疗。

(九)消化性溃疡并发穿孔的治疗

若 X 线腹部平片见到膈下游离气体时，可明确为并发溃疡穿孔，应及早行胃肠减压并请外科会诊，出现休克时应积极抗休克治疗，为手术争取条件。

(十)消化性溃疡癌变的治疗

尽快手术根除治疗。

第五章

内分泌科常见疾病

第一节　甲状腺功能亢进症

甲状腺功能亢进症,简称甲亢,也称甲状腺毒症,是指各种原因导致的甲状腺呈高功能状态,引起甲状腺激素分泌增多,造成机体各系统兴奋性增高,以代谢亢进为主要表现的临床综合征。

一、病因及发病机制

据研究证明,甲亢是在遗传基础上,因感染、精神创伤等应激因素而诱发,属于抑制性 T 细胞功能缺陷所导致的一种器官特异性自身免疫病,与自身免疫性甲状腺炎等同属自身免疫性甲状腺疾病。妊娠、碘化物过多、锂盐的治疗等因素也可能诱发甲亢。

(一)遗传因素

甲亢的发病与遗传显著相关,并与一定的人类白细胞抗原(HLA)类型有关,家族中有甲亢病史者,其发病率明显高于非遗传病史者。中国人发病与HLA-B46 明显相关。

(二)自身免疫

毒性弥漫性甲状腺肿(GD)时免疫耐受、识别和调节功能减退,抗原特异或非特异性抑制性 T 细胞(Ts 细胞)功能缺陷,机体不能控制针对自身组织的免疫反应,减弱了 Ts 细胞对辅助性 T 细胞(Th 细胞)的抑制,特异 B 细胞在特异 Th 细胞辅助下,产生特异性免疫球蛋白(自身抗体)。甲状腺自身组织抗原或抗原成分主要有促甲状腺素(TSH)、TSH 受体、甲状腺球蛋白(Tg)、甲状腺过氧化物酶(TPO)及 Na^+/I^- 同向转运蛋白等。毒性弥漫性甲状腺肿患者血清中可检出甲状腺特异性抗体,即 TSH 受体抗体(TRAb)。TRAb 分为甲状腺兴奋性抗体(TSAb)和 TSH 阻断性抗体(TBAb)。TSAb 与 TSH 受体结合后,主要通过腺苷酸环化酶-cAMP 和磷脂酰肌醇-Ca^{2+} 两个级联反应途径产生与 TSH 一样的生物学效应,三碘甲状腺原氨酸(T_3)、甲状腺素(T_4)合成和分泌增加导致毒性弥漫性甲状腺肿。毒性弥漫性甲状腺肿浸润性突眼主要与细胞免疫有关。血液循环中针对甲状腺滤泡上皮细胞抗原的 T 细胞识别球后成纤维细胞或眼外肌细胞上的抗原,浸润眶部。被激活的 T 细胞与局部成纤维细胞或眼肌细胞表达免疫调节蛋白,增强眶部结缔组织的自身免疫反应,刺激成纤维细胞增殖,分泌大量的糖胺聚糖聚积于球后,继之水肿。

(三)环境因素

病毒或细菌感染、应激反应、皮质醇升高、性腺激素等方面的变化,可改变抑制辅助性 T 细胞的功能,增强免疫反应,诱发甲亢。

(四)其他

妊娠、碘化物过多、锂盐的治疗等因素可能激发毒性弥漫性甲状腺肿的免疫反应。长期服用含碘药物如胺碘酮者可引起碘蓄积,导致甲亢。

二、病理生理

当甲状腺分泌过多的甲状腺激素时,甲状腺激素可以促进磷酸化,主要通过刺激细胞膜的 Na^+-K^+-ATP 酶(即 Na^+-K^+ 泵)起作用。Na^+-K^+-ATP 酶在维持细胞内外的 Na^+-K^+ 梯度的过程中需要大量能量以促进 Na^+ 的主动转移,以致 ATP 水解增多,从而促进线粒体氧化磷酸化反应,结果氧耗和产热均增加。甲状腺激素的作用虽是多方面的,但主要体现在促进蛋白质的合成,促进产热作用,以及与儿茶酚胺具有相互促进作用,从而影响各种代谢和脏器的功能。如甲状腺激素能增加基础代谢率,加速多种营养物质、肌肉的消耗。甲状腺激素和儿茶酚胺的协同作用加强,使神经系统、心血管系统、消化系统的兴奋性增加,导致交感神经兴奋性增加,患者表现为怕热多汗、心率增快、胃肠蠕动加快及手颤和肌颤等。此外,由于甲亢的发生与自身免疫反应有关,部分患者可出现不同程度的突眼。

三、分类

(一)甲状腺性甲亢

其指甲状腺本身的病变所致的甲状腺功能亢进。患者有甲亢症状,血 T_3、T_4、游离 T_3(FT_3)、游离 T_4(FT_4)升高,TSH 降低。

1.弥漫性甲状腺肿伴甲亢

本病发生的家庭聚集现象非常明显,与同卵双胎间的关系显著一致,与人类白细胞抗原显著相关,并且感染、应激和性腺激素等变化均可成为诱因。精神因素是一个常见的诱因,强烈的突发的精神刺激可使肾上腺皮质激素急剧升高,抑制辅助性 T 细胞的功能,增强免疫功能,发生甲亢。患者可出现典型的甲亢症状,伴有甲状腺弥漫性肿大,部分伴有突眼,患者体内的 TSH 受体抗体(TRAb)、甲状腺刺激性抗体(TSAb)阳性。

2.甲状腺自主性高功能腺瘤

原因未明,结节可呈多个或单个,起病缓慢,无突眼。甲状腺扫描呈热结节,且不受 TSH 调节,故系自主性功能亢进,结节外甲状腺组织摄碘功能因垂体分泌 TSH 功能受甲状腺激素所抑制而减低,甚至消失。

3.多结节性甲状腺肿伴甲亢(毒性多结节性甲状腺肿)

病因不明。常于甲状腺呈结节性肿大多年后出现甲亢,甲状腺结节所具有结构上的异质性和功能上的自主性,开始时甲状腺功能处于正常状态,随着甲状腺结节的病程延长,自主功能的程度逐渐增加,从功能正常逐渐发展至功能亢进,发生甲亢。患者有甲亢症状,但部分患者症状较轻,甲状腺超声检查示甲状腺呈结节样改变,甲状腺扫描特点为摄碘功能呈不均匀分布,并不浓集于结节。

4.慢性淋巴细胞性甲状腺炎伴甲亢

其又称桥本甲亢,发病原因可能是在自身免疫性甲状腺炎的情况下,由于病变对甲状腺腺体的破坏,甲状腺激素释放增多,同时也可能存在有兴奋甲状腺受体抗体的作用,刺激腺体组织,使甲状腺激素分泌增多。患者的甲亢症状较轻,甲状腺质地韧,血中的甲状腺球蛋白抗体(TgAb)、甲状腺过氧化物酶抗体(TPOAb)升高。

5.甲状腺癌伴甲亢

因甲状腺内功能自主性病灶产生过多甲状腺激素而引起甲亢。甲状腺肿大呈不规则性,质地硬,表面不光滑,可有结节,癌肿有转移者可出现甲状腺周围的淋巴结肿大。B 超、CT 及甲状腺扫描可提示癌肿的改变,检测血甲状腺球蛋白、降钙素(CT)及癌胚抗原(CEA)等指标可有助于诊断。

(二)垂体性甲亢

垂体性甲亢少见,由于垂体瘤分泌促甲状腺激素(TSH)过多而致甲亢。血 TSH 升高,使 T_3、T_4、FT_3、FT_4 升高。

(三)异位 TSH 综合征

异位 TSH 综合征是因甲状腺外的肿瘤如肺、胃、肠、胰、绒毛膜等脏器的恶性肿瘤分泌 TSH 或类 TSH 物质,而促使甲状腺分泌甲状腺激素增多。

(四)绒毛膜促性腺激素相关性甲亢

如绒毛膜上皮癌、葡萄胎、侵蚀性葡萄胎、多胎妊娠等。卵巢皮样肿瘤中的毒性腺瘤可致甲亢,绒毛膜促性腺激素分泌增多也可致甲亢。

(五)碘甲亢

由于各种原因摄入了过多的甲状腺激素而引起甲亢。服用含碘药物和制剂等,如应用胺碘酮控制心律失常,可使血中的甲状腺激素水平升高;在治疗甲亢过程中加用的甲状腺激素量过大,导致甲亢反复;甲状腺功能减退症在应用甲状腺激素治疗的过程中,服用甲状腺素时间过长未及时调整剂量或服用量过大,可致血中甲状腺激素水平升高,部分患者出现甲亢症状。

四、病理

(一)甲状腺

多呈不同程度的弥漫性肿大,病程长者可呈结节状,质地软或韧,甲状腺内血管增生、充血,滤泡增生明显,细胞核可有分裂象,高尔基体肥大,线粒体增多。

(二)眼

浸润性突眼者的球后组织中常有脂肪浸润,纤维组织增生,黏多糖和糖胺聚糖沉积,透明质酸增多,可见淋巴细胞和浆细胞浸润。眼肌纤维增粗,肌纤维透明变性,肌细胞内黏多糖增多。

(三)胫前黏液性水肿

病变部位见黏蛋白样透明质酸沉积,伴肥大细胞、吞噬细胞和内质网粗大的成纤维细胞浸润。

(四)其他

骨骼肌、心肌可有类似眼肌的改变,久病者可有肝内脂肪浸润、坏死。少数患者可伴有骨质疏松。

五、临床表现

甲亢的临床表现可轻可重,有的表现为典型甲亢,有的为亚临床甲亢,有的甲亢患者长期得不到诊治,待发生甲状腺危象后才紧急入院。甲亢多见于女性,男女发病之比为 1:(4~6),以20~40岁为多,但儿童及老年人均可发病。

(一)症状

典型的表现为甲状腺毒症表现及各系统代谢亢进的表现。

1.高代谢综合征

典型的甲亢症状主要为高代谢综合征,由于甲状腺激素分泌增多导致交感神经兴奋性增高、新陈代谢亢进,患者表现为乏力、怕热、多汗,尤其在夏季,重症患者会大汗淋漓。患者经常有饥饿感,进食多体重反而减轻。

2.精神神经系统

患者烦躁易怒,有的出现性情改变,记忆力减退,睡眠差,失眠多梦,还可出现手颤或肌颤。

3.心血管系统

甲亢时高水平的甲状腺激素使患者表现为心动过速、心悸气短,血压升高、头晕、胸闷等,剧烈活动后症状明显。

4.消化系统

由于肠蠕动增快,患者大便次数增加、便稀,严重者出现腹泻、黄疸、肝功能损害。有的患者既往便秘,患甲亢后便秘消失,大便每日 1 次,这也是大便次数增多的表现,应注意鉴别。

5.肌肉骨骼系统

主要表现为甲状腺毒症周期性瘫痪,好发于 20～40 岁的亚洲男性甲亢患者,也可能为甲亢首发的明显的症状,以此就诊而诊断甲亢。有低钾血症,主要累及下肢,出现肌无力,多在清晨起床时不能站立、跌倒,双下肢瘫痪,几十分钟至几小时后可恢复;有的反复发作。甲亢时少数患者还可出现甲亢性肌病、重症肌无力、胫前黏液性水肿。

6.生殖系统

女性患者常有月经减少或闭经,有的患者到妇产科就诊而发现为甲亢;男性常有阳痿。

7.造血系统

血中淋巴细胞比例增加,白细胞及粒细胞总数降低;偶有血小板减少。

(二)体征

查体可见皮肤温暖潮湿,少数患者出现低热。收缩压可升高,脉压增大,出现颈动脉搏动、水冲脉等周围血管征。患者可有手颤或舌颤,病情重者出现全身肌颤。部分患者有不同程度的甲状腺肿大及突眼。

1.眼征

部分患者出现突眼,表现出上眼睑挛缩、睑裂增宽、眼球运动异常。突眼度＜19 mm 者为非浸润性突眼,突眼度＞19 mm 者为浸润性突眼。并可出现不同程度的眼征。

(1)Stellwag 征:瞬目减少,两眼炯炯发亮。

(2)Von Graefe 征:双眼向下看时,由于上眼睑不能随眼球下落,呈现白色巩膜。

(3)Joffroy 征:眼球向上看时,前额皮肤不能皱起。

(4)Mobius 征:双眼看近物时,眼球辐辏不良。

突眼严重者可出现眼内有异物感、胀痛、畏光、流泪,睡眠时眼睑不能闭合,导致角膜炎、复视、斜视等。

2.甲状腺肿

多数患者有不同程度的甲状腺肿大,尤其是在年轻患者,多呈弥漫性、对称性肿大,甲状腺质地软,无压痛;久病者质地较韧,还可出现结节。桥本甲亢者的甲状腺质地韧;甲状腺癌者甲状腺质地硬,且伴有结节,边缘不规整,甲状腺周围可触及肿大的淋巴结。明显甲亢患者的甲状腺左右叶上下极可触及震颤,闻及血管杂音。

3.心脏体征

甲亢时心率快,第一心音亢进。少数患者,尤其是老年患者可出现房性心律失常或心房颤动。久病患者可出现心浊音界扩大,心尖区闻及收缩期杂音。

4.其他体征

肠鸣音活跃或亢进;少数患者有胫前黏液性水肿,在双侧胫骨前皮肤呈非凹陷性水肿,皮肤增粗、增厚。有肌病者肌无力、腱反射减弱。

六、实验室检查

(一)甲状腺功能测定

1.总甲状腺激素测定

总甲状腺激素(TT_3、TT_4)仅能代表血中的总甲状腺激素水平,受甲状腺素结合球蛋白(TBG)的影响,在典型甲亢时可明显升高;在亚临床甲亢时表现为升高不明显。临床有影响 TBG 的因素(如妊娠、服用雌激素、肝病、肾病、低蛋白血症、使用糖皮质激素等)存在时,应测定游离甲状腺激素。

2.游离甲状腺激素测定

游离甲状腺激素(FT_3、FT_4)不受 TBG 影响,较 TT_3、TT_4 测定能更准确地反映甲状腺的功能状态,是诊断甲亢的敏感指标。甲亢时游离甲状腺激素明显升高,在亚临床甲亢时可有轻度升高,或在正常高限。

3.反 T_3 测定

反 T_3(rT_3)是 T_4 在外周组织的降解产物,其浓度的变化与 T_3、T_4 维持一定比例,尤其与 T_4 一致,是反映甲状腺功能的一项指标。在甲亢及复发的早期,仅有 rT_3 的升高。

(二)超敏 TSH(sTSH)测定

超敏 TSH 测定采用免疫放射分析法(IRMA)。甲亢时 sTSH 降低。采用免疫放射分析法测定 TSH 优于放射免疫法,其灵敏度为 $0.1\sim0.2$ mU/L,能测定出低于正常的值。近年来,采用免疫化学发光法(ICMA)测定,其灵敏度更高。sTSH 成为筛查甲状腺性甲亢的一线指标,甲状腺性甲亢时 TSH 通常 <0.1 mIU/L。由于其灵敏度高,在甲状腺激素水平正常或在正常高限时,TSH 水平已经有改变。但是在垂体性甲亢时 TSH 不降低或升高。

(三)甲状腺自身抗体测定

促甲状腺激素受体抗体(TRAb)包括甲状腺刺激抗体(TSAb)和甲状腺刺激阻断抗体(TSBAb)。

1.TRAb

应用放射受体分析法测定 TRAb,是鉴别甲亢病因、诊断毒性弥漫性甲状腺肿的指标之一。因 TRAb 中包括 TSAb 和 TSBAb 两种抗体,而检测到的 TRAb 仅能有针对地反映 TSH 受体的自身抗体的存在,不能反映这种抗体的功能。但是当毒性弥漫性甲状腺肿 TSAb 升高时,TRAb 也升高。

2.TSAb

TSAb 是毒性弥漫性甲状腺肿的致病性抗体,该抗体阳性提示甲亢的病因是毒性弥漫性甲状腺肿,是诊断毒性弥漫性甲状腺肿的重要指标之一。毒性弥漫性甲状腺肿时 TSAb 升高,反映了这种抗体不仅与 TSH 受体结合,而且这种抗体会刺激甲状腺细胞。TSAb 阳性率在80%~100%,对毒性弥漫性甲状腺肿,尤其是早期甲亢有诊断意义;并且对判断病情活动、是否复发有意义,是甲亢治疗后是否停药的重要指标。TSAb 可以通过胎盘导致新生儿甲亢,所以对新生儿甲亢有预测作用。

(四)TgAb 和 TPOAb 测定

这两种抗体升高提示为自身免疫性甲状腺病。甲亢患者这两种抗体升高时,提示桥本甲亢。如此抗体长期持续阳性,提示患者有进展为自身免疫性甲状腺功能减退症的可能。

(五)甲状腺球蛋白和降钙素测定

对于甲亢合并有甲状腺结节者,以及甲状腺 B 超检查疑有甲状腺结节恶变者,需测定这些抗体,升高时提示甲状腺结节有恶变的可能,需进一步检查。甲状腺癌术后的患者若甲状腺球蛋白水平升高,提示有癌肿复发的可能;血降钙素水平升高提示应排除甲状腺髓样癌。

(六)甲状腺摄^{131}I 率测定

^{131}I 摄取率是诊断甲亢的传统方法,甲亢时甲状腺摄^{131}I 率升高,且高峰前移,3 小时摄^{131}I 率大于 25%,24 小时大于 45%。做甲状腺摄^{131}I 率测定时应禁食含碘的食物和药物,孕妇和哺乳期妇女禁用此检查。目前由于甲状腺激素及 sTSH 测定技术的开展,大多数甲亢患者不需再做甲状腺摄^{131}I 率测定,但是在诊断亚急性甲状腺炎时甲状腺摄^{131}I 率测定具有重要的诊断意义。亚急性甲状腺炎伴甲亢时测定甲状腺激素水平升高但甲状腺摄^{131}I 率降低,是诊断亚急性甲状腺炎的特征性指标。

(七)甲状腺超声检查

可明确甲状腺肿大的性质,是弥漫性肿大,还是结节性肿大;还可明确甲状腺内有无肿瘤、出血、囊肿等情况。

(八)甲状腺静态显像

对甲状腺肿大呈多结节性或呈单结节者,或者甲状腺有压痛疑诊为甲状腺炎等情况者,可进行甲状腺静态显像,明确甲状腺结节为凉结节,还是热结节,对高功能腺瘤的诊断有帮助。根据甲状腺摄取锝的情况,还可判断是否有桥本甲状腺炎、亚急性甲状腺炎的可能。甲状腺静态显像有助于胸骨后甲状腺肿的诊断,还对甲状腺结节的性质有一定的诊断价值。

(九)甲状腺 CT 或 MRI 检查

有助于甲状腺肿、异位甲状腺、甲状腺结节和甲状腺癌的诊断;还可明确突眼的原因、球后病变的性质,评估眼外肌受累的情况。

(十)血常规检查

周围血液循环中淋巴细胞绝对值和百分比及单核细胞增多,但白细胞总数偏低。血小板寿命较短,可显示轻度贫血。

(十一)血生化检查

甲亢时血糖轻度升高,有的患者处于糖耐量异常阶段;少数患者出现低血钾、肝功能异常及电解质紊乱。

七、诊断和鉴别诊断

(一)诊断

典型病例经详细询问病史,依靠临床表现即可拟诊。不典型病例、小儿、老人及亚临床甲亢患者,症状往往不明显,易被漏诊或误诊。

1.临床甲亢的诊断

具有以下表现时,应考虑诊断为甲亢。

(1)具有高代谢的症状,并具有相关的体征,如体重减轻、乏力、怕热出汗、低热、大便次数增多、手抖和肌颤、心动过速等。

(2)甲状腺呈不同程度的肿大,部分患者伴有甲状腺结节,少数患者无甲状腺肿大。

(3)甲状腺功能测定示 T_3、T_4、FT_3、FT_4、rT_3 升高。甲状腺性甲亢时 TSH 降低(一般<0.1 mIU/L);下丘脑、垂体性甲亢时 TSH 升高。

2.毒性弥漫性甲状腺肿的诊断标准

(1)有临床甲亢的症状和体征。

(2)甲状腺呈弥漫性肿大,少数病例可无甲状腺肿大。

(3)测定甲状腺激素水平升高,TSH 降低。

(4)部分患者有不同程度的眼球突出和浸润性眼征。

(5)部分患者有胫前黏液性水肿。

(6)甲状腺 TSH 受体抗体(TRAb 或 TSAb)阳性。

以上标准中,前 3 项为诊断必备条件,后 3 项为诊断辅助条件。

3.其他类型甲亢

除了有甲亢的临床表现和甲状腺激素水平升高外,各种类型的甲亢具有其特点。

(1)桥本甲亢:甲状腺质地韧,TgAb、TPOAb 可明显升高。也有少数桥本甲状腺炎患者在早期因炎症破坏甲状腺滤泡,甲状腺激素漏出而呈一过性甲亢,可称为桥本假性甲亢或桥本一过性甲状腺毒症。此类患者虽然有甲亢的症状,TT_3、TT_4升高,但是甲状腺[131]I 摄取率低,甲亢症状通常在短期内消失,甲状腺穿刺活检呈典型的桥本甲状腺炎的病理改变。

(2)高功能腺瘤:触诊发现甲状腺的单一结节,甲状腺静态显像有显著特征,显示"热结节"。

(3)结节性甲状腺肿伴甲亢:甲状腺肿大伴多结节,也可以表现为 T_3 型甲亢,如果为有功能的结节,甲状腺静态显像可呈"热结节",周围和对侧甲状腺组织受抑制或者不显像。

(4)甲状腺癌伴甲亢:甲状腺质地韧偏硬,可触及单一结节或多结节,且与周围组织有粘连,或伴有周围及颈部淋巴结肿大。有患者血降钙素水平升高,提示有甲状腺髓样癌的可能。甲状腺针吸活检有助于明确诊断。

在甲亢症状不典型或根据甲状腺功能结果不能确诊者,可做 TRH 兴奋试验:静脉应用 TRH 200 μg 后,TSH 不受 TRH 兴奋,提示为甲状腺性甲亢。还可做 T_3 抑制试验:试验前先测甲状腺摄^{131}I率,然后服 T_3 20 μg,每日 3 次,共服 7 天,服药后的甲状腺摄^{131}I率较服药前降低 50% 以下者考虑甲亢,大于 50% 者可排除甲亢。

(二)鉴别诊断

1.甲状腺炎伴甲亢

(1)亚急性甲状腺炎伴甲亢:病毒等感染后发生了甲状腺炎,使甲状腺滤被破坏,释放出甲状腺激素,出现一过性甲亢。患者出现发热、咽痛等上呼吸道感染的症状,甲状腺疼痛伴有局部压痛,检测甲状腺功能可升高,但甲状腺摄^{131}I率降低,这是亚急性甲状腺炎伴甲亢的一个典型表现。在甲状腺毒症期过后可有一过性甲减,然后甲状腺功能逐渐恢复正常。

(2)安静型甲状腺炎:是自身免疫性甲状腺炎的一个亚型,甲状腺肿大不伴疼痛,大部分患者要经历一个由甲状腺毒症至甲减的过程,然后甲状腺功能恢复正常。

2.服用过多甲状腺激素所致甲亢

患者有服用过多甲状腺激素的病史,甲状腺可无肿大,测定甲状腺激素水平升高。通过测定甲状腺球蛋白可进行鉴别,外源的甲状腺激素引起的甲状腺毒症,甲状腺球蛋白水平很低或测不出,而甲状腺炎时甲状腺球蛋白水平明显升高。

3.神经官能症

此症患者多有精神受刺激史,睡眠差、多梦,重者失眠,可有精神障碍。患者长期睡眠少、食欲缺乏,可引起消化不良、体重减轻、消瘦,这些表现易与甲亢的症状相混淆,应及时检测甲状腺功能以明确诊断。

4.嗜铬细胞瘤

肿瘤分泌的肾上腺素、去甲肾上腺素增多,引起高代谢综合征如出汗、手抖、消瘦、乏力等,还可出现心动过速、神经-精神症状,有时酷似甲亢,但嗜铬细胞瘤的主要表现为高血压,血压可呈阵发性升高,或呈持续性高血压阵发性加重,而无甲状腺肿及突眼。嗜铬细胞瘤患者甲状腺功能正常,血和尿中儿茶酚胺水平升高,肾上腺影像学检查显示肾上腺肿瘤,以此可进行鉴别。

5.症状的鉴别

(1)消瘦:引起消瘦的原因很多,如恶性肿瘤、结核病、糖尿病、嗜铬细胞瘤等,应鉴别。

(2)低热:常见的伴有低热的疾病有结核病、恶性肿瘤晚期、风湿病、慢性感染等。

(3)腹泻:常见于溃疡性结肠炎、慢性肠炎、肠道易激惹综合征等疾病。

(4)心律失常:应与冠心病、风湿性心脏病、高血压性心脏病、心肌病、肺心病等相鉴别。

6.体征的鉴别

(1)脉压增大:应与高血压、主动脉瓣关闭不全、贫血等鉴别。

(2)突眼:单侧突眼者应排除眶内肿瘤;双侧突眼应与肺心病等疾病相鉴别。

(3)甲状腺肿:应与单纯性甲状腺肿、结节性甲状腺肿、桥本甲状腺炎、甲状腺肿瘤等相鉴别。

八、治疗

包括一般治疗、抗甲状腺药物及辅助药物治疗、放射性[131]I治疗、手术治疗。应根据患者的具体情况,选用适当的治疗方案。

(一)一般治疗

应予适当休息。要补充足够热量和营养,包括糖、蛋白质和B族维生素等。精神紧张、不安或失眠者,可给予地西泮类镇静剂。禁食含碘食物如海带、紫菜等。

(二)药物治疗

1.抗甲状腺药物的治疗

(1)适应证:①病情轻、甲状腺轻中度肿大的甲亢患者;②年龄在20岁以下,妇女妊娠期、年迈体弱或合并严重心、肝、肾等疾病而不宜手术者;③重症甲亢、甲状腺危象的治疗;④甲亢的术前准备;⑤甲状腺次全切除后复发而不宜用[131]I治疗者;⑥作为放射性[131]I治疗前的辅助治疗;⑦经放射性[131]I治疗后甲亢复发者。

(2)常用药物：①硫脲类。甲硫氧嘧啶(MTU)及丙硫氧嘧啶(PTU)；②咪唑类。甲巯咪唑(MM)、卡比马唑(CMZ)。这些抗甲状腺药物都能抑制甲状腺素的合成,抑制甲状腺过氧化物酶活性,抑制碘化物形成活性碘,影响酪氨酸残基碘化,抑制碘化酪氨酸耦联形成碘甲状腺原氨酸。抗甲状腺药物还可抑制免疫球蛋白的生成,使甲状腺中淋巴细胞减少,TSAb 下降。PTU 还可在外周组织抑制脱碘酶的活性从而阻抑 T_4 向 T_3 的转换,所以在重症甲亢及甲状腺危象时首选应用。

(3)剂量与疗程：长程治疗分初治期、减量期及维持期治疗,按病情轻重决定剂量。

初治期：MTU 或 PTU 300～450 mg/d 或 MM、CMZ 30～40 mg/d,分 2～3 次口服,妊娠期甲亢患者以选择 PTU 为宜。服药至症状减轻后酌情减量至常规剂量。初治期治疗至症状缓解或 T_3、T_4、FT_3、FT_4、rT_3 恢复正常或接近正常时即可减量,进入减量期。

减量期：根据病情及症状控制情况每 2～4 周减量 1 次。MTU 或 PTU 每次减 50～100 mg,MM 或 CMZ 每次减 5～10 mg。待症状完全消除,体征明显好转后根据甲状腺激素水平调整用药剂量,逐渐减量至最小维持量。

维持量期：经逐渐减少药物剂量后,患者的病情比较稳定,药物剂量服用较长时间调整很小,此时则进入维持量期,MTU 或 PTU 50～100 mg/d,MM 或 CMZ 5～10 mg/d,如此治疗至甲状腺功能长期稳定在正常水平,以至停药。

疗程中除非有较严重反应,一般不宜中断,并定期随访。

(4)不良反应及处理。①粒细胞减少：是常见的不良反应,发生率较高,所以在治疗过程中应经常检测血常规,如白细胞低于 $3.0×10^9/L$ 或中性粒细胞低于 $1.5×10^9/L$ 则应考虑停药,并应加强观察,试用升白细胞药物如维生素 B_4、鲨肝醇等,必要时给予泼尼松 30 mg/d 口服。粒细胞缺乏伴发热、咽痛、皮疹时,须即停药抢救,应用重组人粒细胞集落刺激因子(GRAN),使白细胞上升后再继续用药或改用另一种抗甲状腺药物,或改用其他治疗方案。②药疹：较常见,可用抗组胺药控制,不必停药,但应严密观察,如皮疹加重,则应立即停药,以免发生剥脱性皮炎。③中毒性肝病：其发生率为 0.1%～0.2%,多在用药 3 周左右发生,表现为变态反应性肝炎、转氨酶升高。用药所致的肝功能损害应与甲亢本身所致的转氨酶升高相鉴别,所以在应用抗甲状腺药物前应先检测肝功能,以区别肝功能损害是否为抗甲状腺药物所致。还有罕见的胆汁淤积性肝病,在停药后可逐渐恢复正常。如出现重症肝炎,应立即停药抢救。④血管炎：罕见,由抗甲状腺药物引起的药物性狼疮,抗中性粒细胞胞质抗体阳性。血管炎多见于中年女性患者,表现为急性肾功能异常、关节炎、皮肤溃疡、血管炎性皮疹等。停药后多数患者可恢复正常;少数严重病例需要应用大剂量糖皮质激素、免疫抑制剂或进行血液透析治疗。

(5)停药的指征:甲亢经用药物治疗完全缓解后何时停药,应考虑以下指标。①甲亢的症状消失,突眼、甲状腺肿等体征得到缓解;②检测甲状腺功能已多次正常,T_3、T_4、FT_3、FT_4、rT_3 等水平长期稳定在正常范围;④sTSH 恢复正常且稳定;TSAb 下降至正常。

(6)甲亢复发:复发主要指甲亢经药物治疗后病情完全缓解,在停药后又有复发者。复发主要发生在停药后的第 1～2 年,3 年后复发率降低。甲亢复发后要寻找复发的诱因,以控制诱因,并可继续药物治疗。对药物治疗有不良反应者,或不能坚持服药者,应考虑改用放射性[131]I 治疗或手术等其他治疗方式。

2.其他药物治疗

(1)碘剂:能抑制甲状腺激素从甲状腺释放,减少甲状腺充血,但作用属暂时性。于给药后 2～3 周内症状逐渐减轻,但以后甲亢症状加重,并影响抗甲状腺药物的疗效。所以仅适用于:①甲状腺手术前的准备;②甲状腺危象的治疗;③甲亢患者接受紧急手术时。碘剂通常与抗甲状腺药物同时应用。控制甲亢的碘剂量大约为 6 mg/d;或复方碘溶液(Lugol 液)3～5 滴口服,每日 3 次。

(2)普萘洛尔:不仅作为 β 受体阻滞剂用于甲亢初治期(每次 10～20 mg,每日 3～4 次),而且还有阻抑 T_4 转换成 T_3 的作用,近期改善症状疗效显著。此药可与碘剂等合用于术前准备,也可用于[131]I 治疗前后及甲状腺危象时。哮喘患者禁用,可用阿替洛尔、美托洛尔。

(3)碳酸锂:可以抑制甲状腺激素分泌。与碘剂不同的是,碳酸锂不干扰甲状腺对[131]I 的摄取。本药主要用于对抗甲状腺药物和碘剂均过敏者,由于不良反应大,仅适于临时、短期应用。300～500 mg,每 8 小时 1 次。

(4)促进白细胞增生药:主要用于有白细胞减少的甲亢患者。①维生素 B_4 是核酸的组成成分,参与 RNA 和 DNA 的合成,能促进白细胞的增生。口服每次 10～20 mg,每日 3 次。②鲨肝醇 有促进白细胞增生及抗放射作用,口服每次 50 mg,每日 3 次。③利血生为半胱氨酸的衍生物,能促进骨髓内粒细胞的生长和成熟,刺激白细胞及血小板增生,每次 20 mg 口服,每日3 次。④重组人粒细胞集落刺激因子 主要刺激粒细胞系造血祖细胞的增殖、分化、成熟与释放。作用迅速,一般用于白细胞少于 3.0×10^9/L 时,此时应停用抗甲状腺药物。每日

75 μg 皮下注射,有变态反应者禁用。用促进白细胞增生药应定期监测血常规。

(5)甲状腺素:甲亢治疗过程中加用甲状腺素主要为预防药物性甲减,甲状腺素可反馈抑制 TSH 的分泌,防止甲状腺肿大和突眼,一般在抗甲状腺药物减量阶段应用。治疗中如症状缓解而甲状腺肿或突眼反而加重时,抗甲状腺药物可酌情减量,并可加用甲状腺片 40～60 mg/d 或左甲状腺素钠片 12.5～50 μg/d,以后根据患者的具体病情决定抗甲状腺药物和甲状腺素的剂量。有的患者在加用甲状腺素后突眼和甲状腺肿得到缓解,而有些患者则在甲状腺素用量过大后会导致心悸、出汗、甲亢症状加重等,此时需停用甲状腺素,调整抗甲状腺药物剂量。

(三)放射性¹³¹I治疗

放射性¹³¹I能被甲状腺高度摄取,¹³¹I释放出 β 射线对甲状腺有毁损效应,使甲状腺滤泡上皮破坏而减少甲状腺素的分泌,同时还可抑制甲状腺内淋巴细胞的抗体生成,达到治疗甲亢的目的。

1.适应证

(1)成人 Graves 甲亢伴甲状腺肿大Ⅱ度以上。

(2)应用抗甲状腺药治疗失败或复发,或者对药物有变态反应者。

(3)甲亢手术治疗后复发者。

(4)伴有甲亢性心脏病或伴其他病因的心脏病的甲亢患者。

(5)甲亢合并白细胞减少或全血细胞减少。

(6)老年甲亢。

(7)甲亢合并糖尿病。

(8)毒性多结节性甲状腺肿。

(9)自主功能性甲状腺结节合并甲亢。

2.相对适应证

(1)青少年和儿童甲亢,应用抗甲状腺药物治疗失败或复发,而不适宜手术者。

(2)甲亢合并肝、肾等脏器功能损害者。

(3)轻度和稳定期的中度浸润性突眼的甲亢患者。

3.禁忌证

妊娠及哺乳期妇女;严重心、肝、肾衰竭者;肺结核患者;重症浸润性突眼及甲状腺危象等患者禁用。

4.慎用

桥本甲亢患者选用放射性碘要慎重,防止发生甲减。青少年甲亢患者在甲亢初治时,尽量不首先选用放射性^{131}I治疗,防止导致永久性甲减。

5.放射性^{131}I治疗的并发症

主要的并发症为甲减,早期是由于腺体破坏,后期是由于自身免疫反应。一般在治疗后第1年的发生率为4%~5%,以后每年递增1%~2%。另外,可有放射性甲状腺炎等并发症。

由于采用放射性^{131}I治疗较采用药物治疗简单、方便,减少了长期服药的麻烦,近年来采用放射性^{131}I治疗的患者明显增多,治疗较安全,疗效明显。重症甲亢患者在行放射性^{131}I治疗前需用抗甲状腺药物治疗,控制甲亢,防止在放射性^{131}I治疗未显效前发生甲状腺危象。

第二节 甲状腺功能减退症

甲状腺功能减退症(甲减)是指由于不同原因引起的甲状腺激素合成、分泌或生物效应不足所致的机体代谢减低的综合征。各种年龄均可发生,以女性居多。按起病年龄分3型:起病于胎儿或新生儿者,称呆小病;起病于儿童者,称幼年型甲减;起病于成年者,称成年型甲减。病情严重时可出现黏液性水肿,引发昏迷者称黏液水肿昏迷。

随着诊断技术的发展和普及,在大多数的医院都可测得甲状腺激素,近年来甲减的检出率明显升高,使大部分的患者能早期得到诊断和治疗,避免了甲减重症病例的出现。在非缺碘地区,甲减患病率为0.3%~1.0%,60岁以上可达2%,新生儿甲减患病率为0.014%~0.030%。甲减在男女都可发病,但女性多见,男女比例为1:(4~5)。临床甲减的患病率男性约为0.1%,女性约为1.9%。而亚临床甲减的患病率增高,男性约为2.7%,女性约为7.1%。

一、病因及发病机制

引起甲减的原因很多,不同原因引起的甲减因地域和环境因素(饮食中碘含量、致甲状腺肿物质、遗传及年龄等)不同而有差别。

(一)原发性(甲状腺性)甲状腺功能减退

原发性甲状腺功能减退较多见,约占甲减的 96%,由甲状腺本身的病变所引起,常见病因如下。

1.慢性淋巴细胞性甲状腺炎

本病又称桥本甲状腺炎、桥本病,是引起甲减的常见原因,占原发性甲减的大多数。由于为慢性自身免疫性甲状腺炎,随着病情进展,甲状腺滤泡的功能逐渐减退,导致甲减。

2.甲亢治疗后甲减

甲亢患者长期应用抗甲状腺药物治疗,抑制了甲状腺的功能,部分患者在甲亢治愈后逐渐出现甲状腺功能减退。

3.甲亢应用放射性碘治疗

甲亢患者行放射性碘治疗,最常见的并发症就是甲减,尤其是桥本甲亢患者应用放射性碘治疗,甲减的发生率更高。放射性碘破坏了甲状腺组织,使甲状腺的储备功能减低。随着放射性碘治疗的应用,每年甲减的发生率在递增。

4.甲状腺手术

由于甲状腺结节、腺瘤或甲状腺癌行甲状腺手术治疗后,部分患者发生甲减,尤其是甲状腺癌的患者,甲状腺手术将大部分,甚至全部甲状腺切除,术后需终身服用甲状腺素替代治疗。

5.颈部经放射线照射后

由于某些肿瘤如淋巴瘤行颈部放射线外照射治疗后,造成甲状腺滤泡的破坏,也可发生甲减。

6.甲状腺肿

地方性甲状腺肿发病有地域性、人群聚集性,有流行病学特征,人们的食物中含碘量低,每日摄碘量<25 μg,呈地方性碘缺乏,并常有家族性。甲状腺肿大明显,甲状腺功能多减退。散发性甲状腺肿可由于甲状腺发育不全或缺如所致;因自身免疫性疾病或服用过量抗甲状腺药物所致;也可因甲状腺激素合成酶异常,引起甲状腺摄碘功能障碍、酪氨酸碘化和碘化酪氨酸耦联缺陷或甲状腺球蛋白合成和水解异常等所致。少数高碘地区也可发生甲状腺肿和甲减,据统计,每日摄入碘化物超过 6 mg 者易发生。

7.药物诱发

某些药物如锂盐、硫脲类、磺胺类、对氨基水杨酸钠、过氯酸盐、硫氰酸盐等可诱发甲减。

8.甲状腺先天发育异常

甲状腺先天发育异常多有家族倾向。甲状腺激素合成障碍为常染色体隐性遗传,占先天性甲状腺功能减退的25%～30%。

9.产后甲状腺炎或无痛性甲状腺炎

产后甲状腺疼痛,甲状腺滤泡破坏,导致甲状腺功能减退。

10.致甲状腺肿物质

如含单价阴离子(SCN^-、ClO_4^-、NO_3^-)的盐类和含 SCN^- 前体的食物可抑制甲状腺摄碘,引起甲状腺肿和甲减。长期大量食用白菜、芜菁、甘蓝、木薯等也可致甲状腺肿大。

11.激素合成障碍性甲减

分为:①甲状腺球蛋白合成和分解异常;②甲状腺浓聚碘功能障碍;③甲状腺碘有机化障碍;④碘化酪氨酸脱碘酶缺乏;⑤碘化酪氨酸耦联缺陷。

12.其他

甲状腺癌破坏甲状腺组织,导致甲状腺功能障碍。

(二)继发性(垂体性)甲状腺功能减退

继发性甲状腺功能减退较少见,是由垂体疾病使 TSH 分泌减少所致。

1.垂体肿瘤

成人垂体肿瘤多由于垂体部位的肿瘤较大,压迫了分泌 TSH 的细胞,使 TSH 分泌受阻,引起垂体性甲减。儿童垂体肿瘤多源于颅咽管瘤。

2.垂体手术或放射治疗后

垂体瘤经手术切除或放射治疗后,不仅导致甲状腺功能减退,还会导致促性腺激素、促肾上腺皮质激素分泌减少,导致腺垂体功能减退。

3.席汉综合征

孕妇产后发生大出血,休克时间过长,易引起供应垂体血供的血管发生血栓,使垂体细胞缺血、缺氧,最终导致腺垂体发生坏死,腺垂体功能减退,垂体分泌促性腺激素、促甲状腺激素、促肾上腺皮质激素均降低,各靶腺功能减退。

4.垂体卒中

垂体肿瘤突发瘤内出血、梗死、坏死,致瘤体膨大引起的急性神经内分泌病变称垂体卒中。垂体腺瘤为垂体卒中最常见的原因,在垂体腺瘤基础上出现的垂体卒中多起病急骤,常有头痛、呕吐、视野缺损、眼运动神经麻痹、蝶鞍扩大等表现,可称为垂体腺瘤急性出血综合征。垂体卒中压迫垂体组织细胞,可引起腺垂体功能减退。

(三)三发性(下丘脑性)甲状腺功能减退

三发性甲状腺功能减退罕见,由于下丘脑产生 TRH 的减少,使垂体 TSH 的分泌减少而引起甲减,如鞍上肿瘤及先天性 TRH 缺乏等。

(四)甲状腺激素抵抗综合征

核受体缺乏、T_3 或 T_4 受体的结合障碍及受体后缺陷等,可使甲状腺激素在外周组织实现生物效应障碍引起甲减。

(五)促甲状腺激素不敏感综合征

本病为甲状腺对 TSH 有抵抗所致,常呈家族发病倾向,部分与遗传有关,为常染色体隐性遗传病。

(六)甲状腺激素不敏感综合征

本病呈常染色体显性或隐性遗传,有家族发病倾向。

二、病理

(一)甲状腺

由于病因的不同,甲状腺可以缩小或肿大。甲状腺萎缩性病变多见于慢性淋巴细胞性甲状腺炎,早期甲状腺腺体内有大量淋巴细胞、浆细胞浸润;久之甲状腺滤泡及胶质可见部分或全部消失,出现致密透明样的纤维组织。呆小病者的甲状腺多半呈萎缩性病变,甲状腺发育不全或缺如。伴甲状腺肿者,在早期可见滤泡细胞增生、肥大,胶质减少或消失;久病者甲状腺肿呈现结节状,镜下见滤泡充满胶质,滤泡上皮细胞呈扁平状。

(二)垂体

原发性甲减时腺垂体增大,甚至呈结节状增生,这是由于甲状腺激素分泌减少以后反馈至腺垂体,使之过多地分泌 TSH 所致。垂体性甲减患者的垂体萎缩,或有肉芽肿等病变。

(三)黏液性水肿

含透明质酸、黏蛋白、黏多糖的液体。在皮下浸润致使皮肤肿胀,表皮萎缩、角化;肌纤维的浸润引起骨骼肌及心肌退行性变,以致坏死;全身的组织细胞核酸与蛋白质合成、代谢及酶系统的活力均减弱,浆膜腔有积液;脑细胞可萎缩,呈退行性变。

三、临床表现

按发病年龄可分为呆小病、幼年型甲减、成人甲减;严重的甲减可出现黏液性水肿或昏迷。

(一)呆小病

发生在胎儿期或出生2个月内的甲减称为呆小病或克汀病。呆小病分为地方性和散发性两种。地方性呆小病是由于地方性碘缺乏,母体摄入碘不足,造成胎儿严重甲状腺功能低减,损害胎儿的神经系统发育和听力,出生后表现以痴呆和聋哑为主,造成不可逆的神经系统损害,临床上多见到的是散发性呆小病。

患儿出生后表现为少动作、嗜睡、主动吃奶差,很少啼哭;新生儿黄疸期长、便秘、对外界刺激反应差。随着时间的延长,患儿头面部表现为头大、头发稀疏、眼睑水肿、面色黄而虚肿、唇厚、舌大、流涎、表情淡漠、傻笑或痴呆;皮肤干燥而粗厚,皮温低;前囟闭合晚,出牙迟,牙齿发育不良;智力低下,反应差,伴有听觉和语言障碍;下肢呈痉挛步态;心脏扩大,心音低钝,血压低等。

(二)幼年型甲减

幼年型甲减是指在幼年时期(儿童时期)发生的甲减,除了有代谢低减的表现外,主要影响儿童的生长发育。在儿童时期发病早者表现为生长发育迟缓、智力低下、活动少、便秘等症状;发病较晚者的症状常不典型,多数以甲状腺肿大来就诊。

(三)成人甲减

甲减发生在成人期,临床以代谢减低为主要表现,是临床最为常见的甲减。

1.代谢减慢的表现

典型的表现为怕冷,乏力,少汗,表情淡漠,皮肤苍白、发凉;颜面水肿、唇厚舌大、声音粗、食欲缺乏、大便干燥,体重反而增加。甲状腺可有肿大或萎缩。

2.神经精神系统

患者表现为反应迟钝、记忆力减退、反应慢、抑郁、嗜睡;重者伴痴呆、幻想、木僵、昏睡等。

3.呼吸循环系统

患者心率慢,心音低,血压偏低,病情较重者常觉胸闷、气短,有心脏扩大,心动过缓,低血压;有时伴有心包、胸腔甚或腹腔等多浆膜腔积液。部分患者出现睡眠呼吸暂停,甚至呼吸衰竭,是导致甲减患者死亡的主要原因。

4.消化系统

患者缺乏甲状腺激素使食欲减退,胃酸分泌减少,肠蠕动减弱,出现顽固性便秘,甚可出现麻痹性肠梗阻。

5.性功能

女性患者可有月经量过多、经期延长、不易怀孕、泌乳和多毛;男性患者出现阳痿、性功能减退。

6.肌肉与关节

主要表现为肌软弱无力,并可出现肌萎缩。腱反射减弱,关节活动度减小。跟腱反射的半弛缓时间延长对本病有诊断价值。

7.血液系统

甲状腺激素不足影响红细胞生成素合成,骨髓造血功能减低,可致轻、中度的贫血,多数为正细胞正色素性贫血。

(四)亚临床型甲状腺功能减退

此症患者既无明显的甲状腺功能减退症状,也缺少典型的甲状腺功能减退体征,其血中的甲状腺素也在正常范围,仅血中 TSH 水平高于正常。亚临床甲减常见的原因:慢性淋巴细胞性甲状腺炎、放射性碘及手术治疗后的毒性弥漫性甲状腺肿、甲减时不适当的替代治疗、碳酸锂治疗、碘及含碘药物及颈部的外照射等。

四、实验室检查

(一)血清 TSH 测定

血清 TSH 升高是原发性甲减的早期表现,是诊断的敏感指标。如仅有 TSH 升高而 TT_3、TT_4 正常时,常为亚临床型甲减。下丘脑、垂体性甲减 TSH 正常或低于正常。

(二)血清甲状腺激素测定

血清 TT_3、TT_4、FT_3、FT_4 降低,TT_4、FT_4 降低更明显为甲减的可靠诊断指标。rT_3 明显低于正常。

(三)TRH 兴奋试验

行 TRH 兴奋试验后,TSH 明显升高,提示原发性甲减。TSH 水平降低,提示继发性或三发性甲减。TSH 延迟升高(反复给予 TRH 后)往往提示下丘脑性甲减。

(四)甲状腺抗体测定

TgAb 和 TPOAb 是确定原发性甲减病因的重要指标,是诊断自身免疫性甲状腺炎(包括桥本甲状腺炎、萎缩性甲状腺炎)的主要指标。一般认为 TPOAb 的意义较为肯定。当 TPOAb >50 IU/mL 和 TgAb>50 IU/mL 者,临床甲减和亚临床甲减的发生率显著增加。

(五)血脂测定

血胆固醇、甘油三酯和 β 脂蛋白升高。

(六)婴儿血或脐带血甲状腺功能测定

在地方性甲状腺肿流行地区,可采用测婴儿血或脐带血的 FT_4 和 TSH,以达到早期诊断先天性甲减的目的。

(七)甲状腺 B 超

通过甲状腺 B 超检查,有助于明确甲减的原因,B 超可显示单纯性甲状腺肿、结节性甲状腺肿、桥本甲状腺炎、甲状腺萎缩等征象。

(八)影像学检查

可行颅骨 X 线、CT、MRI 检查,对下丘脑、垂体病变诊断有帮助。

(九)血常规

可显示血红蛋白有不同程度的降低。

五、诊断和鉴别诊断

(一)诊断

典型的甲状腺功能减退患者,结合临床表现与常采用的实验室检查,一般不难作出诊断,血清 TSH 和 TT_4、FT_4 是诊断甲减的第一线指标。文献报道亚临床甲减的发生率并不低,此症临床表现不明显,实验室检查仅见血中 TSH 升高。血中 TSH 测定,对于确定甲减的病变是由原发性或是继发性原因引起是十分有意义的,前者测定数值可明显高于正常,后者是降低的。而 TRH 兴奋试验则用于进一步鉴别甲状腺功能减退继发于垂体或是由于下丘脑的疾病所致,下丘脑病变者在注射 TRH 后,TSH 较注射前明显升高。慢性淋巴性甲状腺炎是引起原发性甲减的常见原因之一,对其中的大多数患者,进行血中抗甲状腺抗体测定,可得以诊断。

(二)鉴别诊断

1.中枢性甲减与原发性甲减鉴别

根据基础 TSH 水平即可鉴别。中枢性甲减时 TSH 降低,而原发性甲减时 TSH 升高。当中枢性甲减表现为 TSH 正常或轻度升高时,需要做 TRH 兴奋试验鉴别。

2.贫血

贫血可由各种原因引起。由血液系统疾病引起者如再生障碍性贫血表现为红细胞、粒细胞、巨噬细胞数减少;缺铁性贫血具有一定的病因,表现为小细胞、低色素性贫血。而甲状腺功能减退引起的贫血仅有血色素降低,而无粒细胞、血小板的减少,同时还有甲减的表现,可鉴别。

3.慢性肾炎

表现为蛋白尿,尿中可有颗粒管型,伴有高血压、肾性贫血,水肿呈凹陷性,由低蛋白血症所致。而甲减一般无蛋白尿及高血压,呈黏液性水肿。

4.肥胖症

患者多有肥胖、高血压、糖尿病等家族遗传史,呈单纯性肥胖,而无水肿及贫血等表现。

5.特发性水肿

无明显病因可寻,水肿但不伴有高血压、贫血、蛋白尿等表现,查血浆蛋白、甲状腺功能均正常。

六、治疗

应根据引起甲状腺功能减退的病因,进行相应的处理。甲状腺制剂的长期替代是本病主要和有效的治疗方法,常用的制剂有以下几种。

(一)左甲状腺素钠片

左甲状腺素钠片作用较慢且持久。由于起效较缓慢,患者容易耐受,剂量易于掌握,是治疗甲减较理想的制剂,目前已是本病的主要替代治疗药物。治疗的剂量取决于患者的病情、年龄、体重和个体差异。一般开始可从每日 $25\sim50$ μg 口服,以后根据病情逐渐调整剂量至生理需要量,一般为 $50\sim150$ μg/d。婴儿及儿童可根据体重计算每日所需的完全替代剂量:6 个月以内 $6\sim8$ μg/kg; $6\sim12$ 个月 6 μg/kg; $1\sim5$ 岁 5 μg/kg; $6\sim12$ 岁 4 μg/kg。开始时应用完全替代量的 $1/3\sim1/2$,以后根据甲状腺功能及病情逐渐加至机体所需用的合适剂量。老年患者需要适当减少剂量,从每日 $12.5\sim25$ μg 开始应用,逐渐加至生理需要量。妊娠时适当增加剂量为 $20\%\sim30\%$。甲状腺癌术后患者每日的需要量为 $2\sim2.2$ μg/kg,以使甲状腺激素水平正常,抑制 TSH,防止肿瘤复发。

(二)甲状腺片

甲状腺片是由家畜甲状腺的干燥粉末加工而成,其中含有 T_4 为 T_3 的 2.5 倍(猪)或 4 倍,价格便宜。因其甲状腺激素含量不稳定和 T_4 含量偏少, T_3 含量偏多,目前较少应用。在无左甲状腺素钠片的偏远地区,可应用甲状腺片,一般每日从 $10\sim20$ mg开始应用,根据甲状腺功能调整剂量至生理需要量,维持量一般在每日 $40\sim120$ mg。对已有心脏病的老年患者,从小剂量开始应用,逐渐加至生理需要量。

(三)三碘甲状腺原氨酸

作用出现快,且药效维持时间较短,适用于黏液性水肿昏迷患者的抢救。成人开始时每日10～20 μg，分 2～3 次口服，逐渐增加剂量，维持量每日 25～50 μg。儿童体重在 7 kg 以下者，开始时每日 2.5 μg；7 kg 以上者，每日 5 μg；维持量每日 15～20 μg，分 2～3 次口服。

除了抗甲状腺药及甲状腺部分切除术后引起的暂时性的甲状腺功能减退，其他原因导致的甲状腺功能减退，应长期服用甲状腺制剂。在治疗中可根据患者的症状、体征及血中 TSH、T_3 及 T_4 的结果，来调整药物的剂量。当有妊娠或遇有应激情况时，不可停药。因为寒冷刺激可以增加 TSH 的分泌，进而促使甲状腺分泌甲状腺激素增多，以适应环境的改变，所以在气候寒冷时适当增加药量。甲状腺功能减退患者对镇静安眠类药物较敏感，应慎用。

七、甲减的特殊类型

(一)甲状腺功能减退性心脏病

其是指甲状腺功能减退患者伴有心肌改变或心包积液，或者两者并存，临床上见有心脏扩大、心搏出量减少及心电图示肢体导联低电压等。

1.诊断依据

(1)有甲状腺功能减退的临床症状和体征，部分患者出现心绞痛或心功能不全。实验室检查符合甲减。

(2)70％～80％甲状腺功能减退患者有心电图的改变，包括心动过缓、肢体导联低电压、P-R 间期延长、T 波平坦或倒置等。

(3)X 线检查示心脏有不同程度的扩大，可能是心肌有黏液性水肿及（或）心包有积液所致。

(4)超声心动图可示心包积液。收缩时间间期(STI)测定显示心率减慢及心排出量减少，且心搏出量及心肌耗氧量下降。STI 与甲状腺激素水平明显相关。

(5)心内膜心肌活检对了解心内膜心肌的病变及病变的程度有意义。

2.治疗

甲状腺功能减退患者易有高血压及冠心病，故降低血压及治疗高脂血症是有益的。如伴有心包积液，应尽早用甲状腺激素；有心绞痛者，可用硝酸甘油、长效硝酸酯类及 β 受体阻滞剂。如同时存在冠心病，应用甲状腺激素必须谨慎，甲状腺片每日从 10 mg 开始，缓慢增加剂量，必要时应进行心电监护。左甲状腺素钠片起效慢，更适合于对此种患者的治疗，每日 12.5～50 μg，根据病情决定用量。为缓解症状，防止心脏压塞，有时对大量心包积液的患者，可行心包穿刺。当甲状腺功能恢复正常、心包积液仍不消退，或出现心脏压塞，必要时考虑心包切开手术。若合并心力衰竭竭,应用洋地黄治疗应慎重,因甲减时洋地黄分解代谢缓慢,且心脏对洋地黄的耐受性差,极易蓄积中毒。

(二)黏液性水肿昏迷

黏液性水肿昏迷又称甲状腺功能减退性昏迷,是甲减未能及时诊治,病情发展的晚期阶段。其特点除有严重的甲状腺功能减退表现以外,尚有低体温、昏迷,有时发生休克。本病常发生于老年女性患者。不论甲减是由哪一种病因引起的,凡是甲状腺功能减退的病情发展到末期,均可以导致黏液性水肿昏迷的发生。

1.发病诱因

黏液性水肿昏迷以老年患者居多,其发病年龄可从 10 岁到 90 岁,多在 61～70 岁。男女比例为 1：3.5。绝大多数患者昏迷发生在寒冷季节,肺部感染及心力衰竭竭为主要诱发因素。肺部感染也可以是昏迷后的并发症。镇静药、安眠药、麻醉剂等可诱发昏迷。一些代谢紊乱也是本症的诱发因素。黏液性水肿昏迷的诱发因素:低温、胃肠道出血、感染(如肺部感染)、外伤、充血性心力衰竭竭、手术、药物、脑血管意外、使用镇静剂、代谢障碍及电解质紊乱如低钠血症、高碳酸血症、酸中毒和低血糖等。

2.临床表现

患者可表现为昏迷,或先为嗜睡,以后短时间内逐渐发展为昏迷。前驱症状主要有对寒冷不能耐受及疲乏。通常发病前的数月已感疲乏及嗜睡,有的患者一天的睡眠时间可长达 20 小时以上,以至于进餐也受到影响。有些患者以便秘、听力减退或感觉异常为主诉。本病常有典型的甲状腺功能减退临床表现,黏液性水肿时患者水肿明显,反应差,神志清或恍惚,食欲缺乏,大便干燥,腹胀,有的出现不完全性肠梗阻。查体示血压低,体温低,皮肤干而粗糙,眼睑和面部水肿,眼裂变小,舌肥大,说话吐字不清。多数患者的甲状腺无明显肿大。伴有心功能不全者肺底可有湿啰音,双下肢水肿明显。约 30% 的患者有心脏增大或心包积液、心动过缓、心音低钝,心律不齐,严重时出现室性心动过速。部分患者有胸腔积液,腱反射明显迟钝。

低体温是黏液性水肿昏迷的标志和特点,发生率约占 80%,不少患者体温低至 27 ℃以下,这种体温提示已达疾病末期,病情难以恢复。约有 20% 患者的体温可以正常或高于正常。本症患者虽体温低,但不伴有战栗。多数患者昏迷时血压较低,约半数患者低于 13.3/8 kPa(100/60 mmHg),可接近休克时水平,但也有 30% 患者不低于 16.0/10.7 kPa(120/80 mmHg)。有些患者先有脑部症状,如智能低下、健忘、情绪变化、嗜睡、手不灵活、共济失调步态、轮替动作不能。有的有精神障碍,如幻觉、妄想及定向障碍,部分患者于昏迷开始时有癫痫大发作。肠道症状除有常见的便秘、腹胀以外,也可发生麻痹性肠梗阻及腹水。严重病例可发生休克、昏迷、严重的低氧血症、呼吸暂停等,不及时抢救可导致患者死亡。

3.实验室检查

(1)甲状腺功能检查:血中甲状腺素水平明显减低,严重者血中 TT_4、FT_4 及 TT_3 可降至零。

(2)其他血液检查:多数患者有明显贫血,血红蛋白水平降低。血钠、血氯正常或减低,血钾正常或升高。血糖大多数正常,少数病例降低,个别升高。血气分析可显示低氧血症、高碳酸血症及呼吸性或混合性酸中毒。1/3 患者 CO_2 结合力增强。胆固醇常常升高,有 1/3 患者正常或降低。血尿素氮、肌酸磷酸激酶均可升高。血清乳酸脱氢酶也可增高。偶尔出现高血钙,其原因不明。

(3)心电图示心动过缓,各导联 QRS 波示低电压,QT 间期延长,T 波平坦或倒置。

(4)胸部 X 线检查可见心包积液引起的心影增大、胸腔积液。

(5)腹部 B 超检查可见腹水。

(6)脑电图示 α 波波率减慢,波幅普遍降低。

(7)脑脊液检查示蛋白质多异常升高,可高至 3 g/L;压力偶可增高,可高达 53.3 kPa(400 mmHg)。

4.诊断和鉴别诊断

(1)诊断:多数患者有长期甲状腺功能减退史,并有典型的甲状腺功能减退体征及发生黏液性水肿昏迷的诱因。但有些患者,由于起病缓慢,症状、体征不明显,不能确诊。凡是患者有低体温,临床存在不能解释的嗜睡、昏迷,应想到黏液性水肿昏迷的可能,尤其是在老年女性患者。如发现患者的颈前有手术切口痕,并有心动过缓、通气低下、皮肤粗糙、黏液水肿面容、舌大、低血压、反射迟缓及心电图示低电压等,都是诊断本症的重要参考资料。对疑诊病例,应做血 T_3、T_4、FT_3、FT_4 及 TSH 检查。

(2)鉴别诊断:典型病例诊断并不困难,但对不典型的病例,急诊条件下常难证实。临床上本病易与其他系统疾病混淆,特别是一些循环、消化、神经系统疾病及其他常见的昏迷病因如脑血管意外、低血糖、代谢性脑病等,应尽快排除,便于治疗。一些全身性疾病引起的甲状腺激素抵抗综合征,在与本病鉴别时也需考虑。

5.治疗

当排除了产生昏迷的其他原因,临床确立诊断以后,应当尽早开始治疗。治疗的目的是提高甲状腺激素水平及控制威胁生命的并发症。

(1)甲状腺素替代治疗:目的是尽早使血中 TT_4、TT_3 恢复正常。给药途径有口服和静脉给药。患者因肠道黏膜水肿,口服给药吸收不稳定,较满意的方法是静脉给药。静脉注入大剂量甲状腺素可以降低病死率。但此药可引起心律失常或心肌缺血等不良反应,如患者有冠状动脉硬化性心脏病,处理较困难,但这与危及生命的黏液性水肿昏迷相比,后者更加重要。有人主张用甲状腺素而不用三碘甲状腺原氨酸,其理由为:①甲状腺素有静脉注射制剂;②其半衰期较长,每日给一次药即可;③甲状腺素在外周血中经脱碘作用,稳定的转化为三碘甲状腺原氨酸,血中浓度波动少;④甲状腺素容易监测。具体用法:开始静脉应用左甲状腺素钠片 $200\sim400$ μg,此法可在 24 小时内使血中 T_4 升至正常水平,第 2 天用100 μg,第 3 天以后给予 50 μg,直至病情好转能够口服药物,可减为通常维持量。也有人主张开始静脉推注左甲状腺素钠片 $200\sim400$ μg,同时或随后每 $6\sim8$ 小时用三碘甲状腺原氨酸 $10\sim25$ μg。理由是此种患者的外周血中 T_4 转换为 T_3 的能力也减低,特别是当存在明显的并发症时,于几天内这种治疗均应加用少量 T_3。用甲状腺素治疗时进行心电监护是必要的,如出现心律不齐或缺血性改变,需及时减少用量。

(2)糖皮质激素:原发性甲状腺功能减退者,肾上腺皮质储备功能差;垂体功能减退者,除可有甲状腺功能减退,也存在肾上腺皮质功能减退,需按照腺垂体功能减退的治疗补充肾上腺皮质激素及甲状腺素。为避免肾上腺危象的发生,在用甲状腺素的同时,应加用糖皮质激素如氢化可的松 $100\sim200$ mg 静脉滴注,以后视病情调整用量。

(3)一般疗法及支持疗法。①纠正低氧血症:黏液性水肿昏迷患者的换气能力降低,呼吸频率下降,产生高碳酸血症及缺氧时,应行血气监护。如发生二氧化碳潴留,必须给氧。有时需气管切开、气管内插管或用人工呼吸器。②纠正心功能不全:有充血性心力衰竭时应用洋地黄制剂。③抗休克:如有低血压及休克,需用抗休克治疗及补液,必要时应予输血。④控制液体入量:甲状腺功能减退严重者,液体需要量较正常人少,如患者无发热,每日 $500\sim1\,000$ mL 已足够。低血钠时应注意补充钠盐,减少液体量,如血钠很低时,可补充少量高渗盐水。但须注意,过多高渗盐水可引起心力衰竭。⑤纠正低血糖:开始用 50% 葡萄糖注射液,以后用5%～10%葡萄糖注射液静脉点滴。⑥防治感染:积极寻找感染灶,包括血、尿培养及X线检查,对体温不高的患者,更要注意。不少患者对感染的反应差,体温常不升高,白细胞升高也不明显,为防止潜在感染灶的存在,常需加用抗菌药物。⑦治疗肠梗阻:因甲减时肠蠕动减慢,有些患者可出现不完全性肠梗阻,可插胃管,有时需做盲肠造口。⑧其他治疗及护理:低体温患者,仅用甲状腺激素替代治疗,体温可恢复正常。一般保暖只需盖上毛毯或被子或稍加升高室温即可。温度过高可使周围血管扩张,增加耗氧量,易致循环衰竭,甚至死亡。有尿潴留者可放置导尿管引流。对黏液性水肿昏迷的患者需做好护理,保持呼吸道通畅,防止窒息。有呼吸暂停者,应加强观察,必要时行气管插管,呼吸机辅助呼吸。要定时翻身,保持皮肤清洁,防止压疮发生。

6.预后

最初48小时的救治对本病至关重要。呼吸衰竭是主要的死亡原因。过去本病病死率高达80%,目前已降至50%～60%。许多因素如体温明显降低、昏迷时间延长、低血压、恶病质及未能识别和未及时处理等均会影响预后。实验室检查结果对判断预后的价值不大。

7.黏液性水肿昏迷的预防

黏液性水肿昏迷一旦发生,病死率较高。尤其在老年人,伴有高血压、冠心病、心及肾功能不全的患者,其病死率更高,所以关键在于预防。防止黏液性水肿昏迷发生的预防措施如下。

(1)出现乏力、心动过缓、怕冷、食欲缺乏、大便干燥、体重增加等表现时,应及时就诊,得到早期诊治。

(2)已经诊断为甲减的患者,应在专业医师指导下进行规律的有效治疗,及时调整甲状腺素的用量,尽早控制病情。

(3)永久性甲减患者应按时服药和随诊,不能随意停药,防止甲减病情加重,导致黏液性水肿昏迷的发生。

(4)甲减患者在发生感染、创伤、施行手术、应激等情况时,要及时监控甲减病情,根据病情程度调整甲状腺素的用量,防止病情加重。

(5)在寒冷天气、室外作业、长途旅行等情况时,要注意甲状腺素剂量的调整,防止药物剂量不足。

(三)亚临床甲减

根据各文献报道,亚临床甲减的患病率随年龄增长而增高,女性多见。亚临床甲减时多数无明显的临床症状和体征,有些妇女随增龄而体重逐渐增加,多不被患者所察觉,所以在中老年妇女定期测定甲状腺功能有助于亚临床甲减的早期发现。

1.亚临床甲减的危害

(1)血脂异常:主要表现为低密度脂蛋白胆固醇、血清总胆固醇升高、高密度脂蛋白胆固醇降低。亚临床甲减时血脂代谢异常,导致动脉硬化,是缺血性心脏病发生的危险因素。

(2)发展为临床甲减:英国前瞻性研究证实,单纯甲状腺自身抗体阳性、单纯亚临床甲减、甲状腺自身抗体阳性合并亚临床甲减每年发展为临床甲减的发生率分别为 2%、3%和 5%。

(3)妊娠期亚临床甲减:能影响胎儿的脑发育及神经智力发育。

2.亚临床甲减的自然转归

我国学者随访 100 例未接受激素治疗的亚临床甲减患者 5 年,约 29%的患者仍维持亚临床甲减状态;约 5%发展为临床甲减;其余 66%的患者甲状腺功能恢复正常。

3.亚临床甲减患者甲状腺功能不易恢复正常的影响因素

Logistic 回归分析显示,初访时 TSH>6 mIU/L,甲状腺自身抗体阳性,以及碘缺乏、补碘至碘超足量,是亚临床甲减患者甲状腺功能不易恢复正常的影响因素。

4.亚临床甲减的治疗

关于亚临床甲减的治疗有不同的认识,一直存在争论。2004 年,美国甲状腺学会(ATA)、美国临床内分泌医师学会(AACE)和美国内分泌学会(ASE)召开会议,达成以下共识:①TSH>10 mIU/L,主张给予 L-T$_4$ 替代治疗;治疗过程中监测 TSH 浓度,防止用药过量。②TSH 处于4.0～10 mIU/L,不主张给予左甲状腺素钠片治疗,但是要定期监测 TSH 的变化。对于 TSH 4.0～10 mIU/L 伴 TPOAb 阳性的患者,应密切观察 TSH 的变化,如继续升高,适合应用左甲状腺素钠片进行替代治疗。

(四)妊娠与甲减

妊娠妇女合并甲减,包括 2 种情况:①在妊娠前就已经确诊甲减;②在妊娠期间诊断了甲减。

1.母体甲状腺激素水平降低对胎儿的影响

临床甲减的患者生育能力降低;在妊娠早期存在甲减,对胎儿脑发育第一阶段有明显影响。在妊娠的 4～5 个月内,胎儿的甲状腺功能尚未完全建立,胎儿的初期脑发育所需的甲状腺激素主要来源于母体,直接依赖于母体循环中的 T_4 水平。如果此时母体的甲状腺激素缺乏,可以影响胎儿的脑发育,导致后代的智力发育障碍。美国学者发现,妊娠 17 周患甲减的母亲,未给予左甲状腺素钠片治疗组母亲的后代在 7～9 岁时的智商(IQ)较正常对照组母亲的后代降低 7 分;而给予左甲状腺素钠片治疗组的后代的 IQ 与正常对照组后代无明显差别。

2.妊娠期甲减的诊断及甲状腺功能评估

(1)妊娠期甲减的诊断:妊娠期间由于受多种因素的影响,TSH 和甲状腺激素的参考范围与普通人群不同。一般认为在妊娠早期 TSH 参考范围应该低于非妊娠人群 30%～50%,目前国际上部分学者提出 2.5 mIU/L 作为妊娠早期 TSH 正常范围的上限,超过这个上限可以诊断为妊娠期甲减。

(2)妊娠期甲状腺功能评估:由于妊娠期 FT_4 波动较大,国际上推荐应用 TT_4 评估孕妇的甲状腺功能。妊娠期间 TT_4 浓度增加,大约为非妊娠时正常值的 1.5 倍。如妊娠期间 TSH 正常(0.3～2.5 mIU/L),仅 TT_4 低于 100 nmol/L,可以诊断为低 T_4 血症。

3.治疗

(1)妊娠前已诊断为甲减者,需要调整左甲状腺素钠片的量,使血清 TSH 在 2.5 mIU/L 以下,再考虑怀孕。

(2)在妊娠期一旦诊断甲减,需立即进行左甲状腺素钠片治疗,使升高的 TSH 降低,维持在 0.3～2.5 mIU/L为宜。每 2～4 周需测定一次甲状腺功能,及时调整左甲状腺素钠片剂量,使甲状腺功能始终维持正常。

4.对妊娠妇女甲减的筛查

由于甲减对后代的不良影响,主张对可能患甲减的高危人群做妊娠前的筛查,测定甲状腺功能、TSH。甲减的高危人群:有甲状腺疾病个人史和家族史者;有甲状腺肿大;有甲状腺手术和[131]I 治疗史者;有自身免疫性疾病个人史和家族史者,如系统性红斑狼疮、1 型糖尿病、类风湿性关节炎等。美国临床内分泌医师学会主张对妊娠妇女进行 TSH 常规检查,以及时发现和治疗临床甲减和亚临床甲减。

(五)新生儿甲减

其发生率是 1/4 000,主要原因有甲状腺发育不良、甲状腺激素合成异常、下丘脑-垂体性 TSH 缺乏、一过性甲减。一过性甲减的原因有药物性、高碘、母体 TSBAb 通过胎盘。

1.新生儿甲减的筛查

我国对新生儿实行甲减的常规筛查制度,测定新生儿足跟血 TSH(试纸法)是最可靠的筛查方法。新生儿足跟血 TSH 的正常值<9.2 mIU/L,如果测定值偏高,需要进一步测定血清 TSH 及甲状腺激素。新生儿甲减的诊断标准:新生儿 $1\sim4$ 周期间,TSH>7 mIU/L,$TT_4<84$ nmol/L。采集标本时间应当在产后 $3\sim5$ 天内。

2.治疗

宜早期诊断,早期治疗。应选用左甲状腺素钠片,每日 $6\sim8$ $\mu g/kg$。应用过程中监测甲状腺功能,使 TT_4 恢复正常。甲状腺激素水平维持正常一段时间后,TSH 可逐渐降至正常。根据甲状腺功能情况决定患者维持用药的时间,一般需服药$2\sim3$ 年。但是如果是由于甲状腺发育异常所致者,则需要长期服药。

八、甲减的个体化治疗方案

甲状腺功能减退一旦诊断,需要应用甲状腺激素治疗。除了一过性甲减外,大部分甲减患者需要长期应用甲状腺激素替代治疗。仅应用甲状腺激素,看似比较简单,但是需要在治疗中找到每位患者合适的替代量,在不同的生理时期还需要调整剂量,以满足机体的需要。

(一)甲状腺切除后所致的甲减

因甲状腺肿瘤或结节或甲状腺癌行甲状腺大部分切除或全部切除者,甲状腺功能出现明显减低,在术后就需要应用甲状腺激素替代治疗,而且应用剂量较大,如每日 $100\sim200$ μg,要长期服用。

(二)桥本病所致的甲减

桥本病病程短者,甲状腺功能多在正常范围,开始一般不需要应用甲状腺激素。随着病情发展,逐渐出现 TSH 的升高,由亚临床甲减逐渐发展至临床甲减,所以甲状腺激素的量也是由小剂量开始应用,如左甲状腺素钠片每日 $25\sim50$ μg,随着病程延长、甲状腺功能的下降,需要逐渐增加甲状腺激素的剂量。

(三)呆小症、幼年型甲减

因患者自幼甲状腺功能就明显减退,所以初始治疗甲状腺激素的量就偏大,而且一直需要维持较大剂量的甲状腺激素替代治疗。

(四)下丘脑-垂体性甲减

在有甲状腺功能减退的同时,还存在肾上腺皮质功能及性腺功能的减退,需要同时补充甲状腺激素及糖皮质激素,生育期患者还需要补充性激素。需要甲状腺激素的量多为中等剂量,如左甲状腺素钠片每日 100~150 μg,要长期服用。

(五)女性甲减患者需要妊娠时

当甲减的女性患者需要生育时,在妊娠前需应用激素替代治疗,使甲状腺激素的水平保持正常,以满足机体代谢的需要,甲状腺性甲减患者的 TSH 以保持在正常水平(TSH<2.5 mIU/L)后再考虑妊娠。

(六)根据季节变换及生理需要调整甲状腺激素的剂量

在天冷季节,人体的代谢减慢,对于甲减患者,有的则表现出原来服用甲状腺激素剂量的不足,需要适当增加小剂量;在各种应激状态时,甲减患者由于其甲状腺的储备功能差,有可能需要增加剂量。

(七)应用放射性[131]I 治疗后的甲减

如甲亢或甲状腺肿瘤应用放射性[131]I 治疗后发生甲减,开始甲状腺素替代治疗的量不大,如左甲状腺素钠片每日 25~50 μg;但是随着病程延长,甲状腺滤泡破坏,储备功能下降,甲状腺激素的治疗量有可能要随之增加,如左甲状腺素钠片每日 100~150 μg。

第三节 糖 尿 病

糖尿病(diabetes mellitus,DM)是由遗传和环境因素共同引起的一组以糖代谢紊乱为主要表现的临床综合征。胰岛素缺乏和胰岛素作用障碍单独或同时引起糖类、脂肪、蛋白质、水和电解质等的代谢紊乱,临床以慢性高血糖为主要特征,其急性并发症有糖尿病酮症酸中毒、高渗性高血糖状态(hyperosmolar hyperglycemic state,HHS)和乳酸性酸中毒。糖尿病可并发多种慢性并发症,导致器官功能障碍和衰竭,甚至致残或致死。

一、糖尿病分类

(一)1 型糖尿病

1 型糖尿病是指由于胰岛 B 细胞破坏和胰岛素绝对缺乏所引起的糖尿病,但不包括已阐明病因的 B 细胞破坏所致的糖尿病类型。

1 型糖尿病分为 2 类 3 个亚型。自身免疫性 1 型糖尿病是指存在自身免疫发病机制的 1 型糖尿病,按起病急缓分为急发型和缓发型,后者又称为成人晚发性自身免疫性糖尿病（latent autoimmune diabetes in adults，LADA）。特发性1型糖尿病是指无自身免疫机制参与的证据，且各种胰岛 B 细胞自身抗体始终阴性的 1 型糖尿病，是某些人种（如美国黑人及南亚印度人）的特殊糖尿病类型，其临床特点为：明显家族史，发病早，初发时可有酮症酸中毒，需用小量胰岛素治疗；病程中胰岛 B 细胞功能不一定呈进行性衰减，因而部分患者起病数月或数年后可不需胰岛素治疗。

(二)2 型糖尿病

2 型糖尿病是指从胰岛素抵抗为主伴胰岛素相对不足到胰岛素分泌不足为主伴胰岛素抵抗的一类糖尿病，2 型糖尿病虽无上表所列的各种病因，但其发病机制存在明显的异质性。

(三)特殊类型糖尿病

1.胰岛 B 细胞功能基因突变所致的糖尿病

此是指因单基因突变致胰岛 B 细胞功能缺陷而引起的糖尿病，不伴或仅伴有轻度的胰岛素作用障碍。

(1)青年发病的成年型糖尿病（maturity-onset diabetes of the young，MODY）。现已基本阐明了 MODY 的病因，并鉴定出 MODY 的 6 种突变基因：①肝细胞核因子 *4a* 基因突变（染色体 20q）所致者称为 MODY1；②葡萄糖激酶基因突变（染色体 7p）所致者称为 MODY2；③*HNF-la* 基因突变（染色体 12q）所致者称为 MODY3；④胰岛素增强子因子 1 基因突变（染色体 13q）所致者称为 MODY4；⑤ *HNF-1a* 基因突变（染色体 17cen-q）所致者称为 MODY5；⑥*NeuroDl* 基因突变（染色体 2q）所致者称为 MODY6。

MODY 的一般临床特点：①家族中糖尿病的传递符合孟德尔常染色体显性单基因遗传规律，有三代或三代以上的家族遗传史；②起病的年龄较早，至少有一位患病成员的起病年龄<25 岁；③确诊糖尿病后至少 2 年内不需要用外源性胰岛素控制血糖。

(2)线粒体母系遗传性糖尿病。线粒体基因突变糖尿病的病因已基本阐明。线粒体的多种基因突变可导致糖尿病，突变使赖氨酸或亮氨酸掺入线粒体蛋白受阻，最多见的是线粒体亮氨酸转运核糖核酸（UUR）基因突变。其临床特点：①家族中女性患者的子女可能患病，而男性患者的子女均不患病，这是因为线粒体位于细胞质，受精卵的线粒体来自母亲，而精子不含线粒体，故呈母系遗传；②起病的年龄较早；③无酮症倾向，无肥胖（个别消瘦），起病初期常不需要胰岛素治疗，因胰岛 B 细胞功能日渐衰减，故最终需要胰岛素治疗；④常伴有不同程度的听力障碍;⑤容易损害能量需求大的组织,导致神经、肌肉、视网膜、造血系统的功能障碍,并常伴有高乳酸血症。

2.胰岛素受体基因突变所致的糖尿病

胰岛素受体基因异常导致胰岛素作用障碍。胰岛素受体合成、运转、结合、穿膜、胞吞、再循环及受体后信号传导功能受损均可导致胰岛素抵抗。

(1)A型胰岛素抵抗:又称为卵巢性高雄激素血症-胰岛素抵抗性黑棘皮病,多见于消瘦的青少年女性。典型临床表现:①显著的高胰岛素血症;②糖尿病一般不严重,但胰岛素抵抗明显;③常伴黑棘皮病及肢端肥大症样表现;④女性患者有卵巢性高雄激素血症,表现为多毛、闭经、不育、多囊卵巢和不同程度的女性男性化等。

(2)多诺霍综合征:是一种罕见的遗传病,呈常染色体隐性遗传。其临床特点:①显著的高胰岛素血症,可高达正常水平的数十倍以上;②糖耐量正常或出现空腹低血糖;③常伴有多种躯体畸形(如面貌怪异、低位耳、眼球突出、鞍鼻、阔嘴、厚唇等)、代谢异常(如黑棘皮病、宫内发育停滞、脂肪营养不良等)或女性男性化(新生女婴多毛、阴蒂肥大和多囊卵巢等)。

(3)Rabson-Mendenhall综合征:多为胰岛素受体基因突变纯合子或复合杂合子,发病环节在胰岛素受体表达异常和(或)受体后信号转导系统。患者除胰岛素抵抗表现外,还有牙齿畸形、指甲增厚、腹膨隆、早老面容、阴蒂肥大、松果体肿瘤等。常于青春期前死于酮症酸中毒。

(4)脂肪萎缩性糖尿病:本病呈常染色体隐性遗传。其临床特点:①有明显家族史,多为女性发病;②严重胰岛素抵抗伴皮下、腹腔和肾周脂肪萎缩,一般不伴酮症酸中毒;③肝大、脾大、肝硬化或肝衰竭;④皮肤黄色瘤和高甘油三酯血症;⑤女孩常有多毛、阴蒂肥大等男性化表现。

3.其他特异型糖尿病

病因和临床类型很多,根据有无免疫介导性,可分为2类。

(1)不伴免疫介导的特异型糖尿病:①胰腺外分泌疾病和内分泌疾病所引起的糖尿病(继发性糖尿病);②很多药物可引起胰岛素分泌功能受损,促使具胰岛素抵抗的个体发病,但具体发病机制不明;③某些毒性物质可破坏B细胞,导致继发性永久糖尿病;④许多遗传综合征伴有糖尿病(如血色病、Werner综合征、脂肪营养不良综合征、Dupuytren病等),绝大多数的发病机制未明。⑤由于胰岛素基因突变(变异胰岛素,常染色体显性遗传)所致的糖尿病罕见,患者无肥胖,对外源胰岛素敏感。

（2）伴有免疫介导的特异型糖尿病：γ-干扰素相关性免疫介导，应用 γ-干扰素者可产生胰岛细胞抗体，有些可导致严重的胰岛素缺乏；在遗传易感个体中，某些病毒感染可致胰岛 B 细胞破坏而发生糖尿病，可能参与了免疫介导性 1 型糖尿病的发生。胰岛素受体抗体介导胰岛素受体抗体病（又称 B 型胰岛素抵抗综合征）的临床特点：①多为女性发病，发病年龄 40～60 岁；②严重的高胰岛素血症和胰岛素抵抗，表现为胰岛素抗药，常出现空腹低血糖；③可伴有其他自身免疫病。谷氨酸脱羧酶抗体介导的僵人综合征为累及脊索的自身免疫性疾病，因中枢神经系统的谷氨酸脱羧酶抗体致 γ 氨基丁酸神经传导障碍而发病。其临床特点：无家族史，成年起病；在惊恐、声音刺激或运动后呈现一过性躯干、颈肩肌肉僵硬伴痛性痉挛，腹壁可呈板样僵硬，但无感觉障碍或锥体束征；约1/3患者伴有糖尿病。罕见型免疫介导性糖尿病的免疫调节异常。胰岛素自身免疫综合征是体内自发地产生多克隆胰岛素自身抗体，与胰岛素结合后再使胰岛素无规律的释放，导致低血糖。其发病与使用含巯基的药物特别是甲巯咪唑有关，大部分患者为亚洲人。停用相关药物后可痊愈。

4.妊娠糖尿病

妊娠糖尿病（gestational diabetes mellitus，GDM）是指妊娠期间发生或发现的血糖受损或糖尿病，但不包括糖尿病者合并妊娠。

二、病因和发病机制

糖尿病的病因和发病机制十分复杂，不同类型糖尿病的病因和发病机制有明显差异，而大部分发病机制又基本相同。

（一）1 型糖尿病

绝大多数为自身免疫性 1 型糖尿病的病因和发病机制尚未完全阐明，目前认为与遗传因素、环境因素及自身免疫因素均有关。

1.遗传因素

遗传在 1 型糖尿病的发病中有一定作用。对 1 型糖尿病同卵双胎长期追踪的结果表明，发生糖尿病的一致率可达 50％；然而从父母到子女的垂直传递率却很低，如双亲中一人患 1 型糖尿病，其子女患病的风险率仅为 2％～5％。

遗传学研究显示，1 型糖尿病是多基因、多因素共同作用的结果。现已发现，与 1 型糖尿病发病相关的基因位点至少有 17 个，分别定位在不同的染色体。目前认为，人组织相容性抗原（HLA）基因是主效基因，其余皆为次效基因。90％～95％的 1 型糖尿病患者携带 *HLA-DR*3、*-DR*4 或 *-DR*3/*-DR*4 抗原，而在正常人中仅 40％～50％，这提示 HLADR3、-DR4 是 1 型糖尿病发生的遗传背景。而在多数人群，与 1 型糖尿病相关性最强的 *HLA* 等位基因是 *DQB*1＊0302 和（或）*DQB*1＊0201。因此目前认为 *HLA-DQ* 和 *HLA-DR* 是 1 型糖尿病的致病等位基因。

2.环境因素

与 1 型糖尿病发病有关的环境因素主要有病毒感染、致糖尿病化学物质及饮食因素等，环境因素以病毒感染最为重要。

（1）病毒感染：已发现腮腺炎病毒、柯萨奇 B4 病毒、风疹病毒、巨细胞病毒、脑-心肌炎病毒及肝炎病毒等与 1 型糖尿病的发病有关。其发病机制可能：①病毒直接破坏胰岛 B 细胞，并在病毒损伤胰岛 B 细胞后激发自身免疫反应，后者进一步损伤 B 细胞；②病毒作用于免疫系统，诱发自身免疫反应。在这些发病机制中，可能都有遗传因素参与，使胰岛 B 细胞或免疫系统易受病毒侵袭，或使免疫系统对病毒感染产生异常应答反应。病毒感染诱发自身免疫反应的机制可能与病毒抗原和宿主抗原决定簇的结构存在相同或相似序列有关。

（2）致糖尿病化学物质：对胰岛 B 细胞有毒性作用的化学物质或药物作用于胰岛 B 细胞，导致 B 细胞破坏。如B细胞表面是 1 型糖尿病的 *HLA-DQ* 易感基因，B细胞即作为抗原呈递细胞而诱发自身免疫反应，导致选择性胰岛 B 细胞损伤，并引发糖尿病。

（3）饮食因素：有报道认为，牛奶喂养的婴儿发生 1 型糖尿病的风险高，可能是牛奶与胰岛 B 细胞表面的某些抗原相似所致。"分子模拟机制"认为，当抗原决定簇相似而又不完全相同时，能诱发交叉免疫反应，破坏免疫耐受性，激发自身免疫反应，甚至产生自身免疫性病变。牛奶蛋白只对携带 *HLA DQ/DR* 易感基因的个体敏感，引发的自身免疫反应使胰岛 B 细胞受损，进而导致 1 型糖尿病。

3.自身免疫因素

1 型糖尿病的自身免疫因素包括体液免疫（自身抗体）和细胞免疫两个方面，但两者之间又有密切联系。

（1）体液免疫（自身抗体）：约 90％新发病的 1 型糖尿病患者血中存在多种抗胰岛 B 细胞自身抗体。目前至少发现了 10 种，其中研究得较多的是胰岛细胞自身抗体(islet cell autoantibody,ICA)、胰岛素自身抗体(autoantibody to insulin, IAA)、谷氨酸脱羧酶自身抗体(autoantibody to glutamic acid decarboxylase, GADA)和酪氨酸磷酸酶自身抗体(autoantibody to tyrosine phosphatases IA-2 and IA-2β）。这些抗体均是胰岛 B 细胞自身免疫损伤的标志物,在糖尿病发病前,某些抗体已存在于血清中,因而对 1 型糖尿病的预测有一定意义。ICA 是胰岛四种细胞共有的抗胞质组分抗体;GADA 和 IAA 则相对独立,但 IAA 与外源性胰岛素引起的抗体相同。

（2）细胞免疫:细胞免疫在 1 型糖尿病发病中的作用比体液免疫更重要。新发病的 1 型糖尿病患者在胰岛炎症浸润细胞和 B 细胞表面可观察到 HLA-DR 抗原的异常表达和(或)IL-2 受体与胰岛细胞表面 HLA-1 类抗原的过度表达,而外周血的 $CD4^+$/$CD8^+$ 比例,以及 IL-1、TNF-α、IFNγ 水平升高。

胰岛 B 细胞破坏可分为 2 期:①启动期,环境因素在 IL-1、TNF-α 和 IFNγ 等免疫因子的介导下,启动胰岛 B 细胞损伤机制;②持续(扩展)期,若胰岛 B 细胞表面存在 1 型糖尿病的抵抗基因,B 细胞就不易成为抗原呈递细胞;相反,若存在易感基因,B 细胞就很可能成为抗原呈递细胞,并将 B 细胞损伤后释放的抗原直接(或经巨噬细胞摄取和处理后)呈递给激活了的 T 细胞。活化的 T 细胞大量增殖,分化成细胞毒性细胞并释放多种细胞因子;其中 IL-2 可刺激 B 细胞产生特异性抗体,IFNγ 则激活自然杀伤细胞。在细胞介导的免疫应答进程中,胰岛 B 细胞作为自身抗原,导致选择性 B 细胞损伤,并形成恶性循环。当 80%～90% 的 B 细胞被破坏时,出现临床1 型糖尿病的表现。

目前认为,1 型糖尿病是一种由淋巴细胞介导的、以免疫性胰岛炎和选择性胰岛 B 细胞损伤为特征的自身免疫性疾病,特异性抗原、组织相容性抗原和 T 淋巴细胞受体构成三元复合体,共同参与免疫反应,以特异性免疫识别为条件,激活 T 细胞,启动胰岛 B 细胞的损毁过程。

(二)2 型糖尿病

1.遗传因素

遗传因素在 2 型糖尿病的病因中较 1 型糖尿病明显。同卵双胎患 2 型糖尿病一致率为 90%,双亲中一人患 2 型糖尿病,其子女患病的风险率为 5%～10%;父母皆患病的子女中,5% 有糖尿病,12% 有糖耐量减退。

大多数 2 型糖尿病为多个基因和多种环境因素共同参与并相互作用的多基因多环境因素复杂病,一般有以下特点:①参与发病的基因多,但各参与基因的作用程度不同;起主要作用者为主效基因,作用较小者为次要基因,即各个基因对糖代谢的影响程度与效果不同,各基因间可呈正性或负性交互作用;②不同患者致病易感基因的种类不同,非糖尿病者也可有致病易感基因,但负荷量较少;③各易感基因分别作用于糖代谢的不同环节。这些特点赋予 2 型糖尿病的异质性,给遗传学病因研究带来极大障碍。

胰岛素抵抗和胰岛 B 细胞功能缺陷(胰岛素分泌不足)是 2 型糖尿病的基本特征,研究导致两方面缺陷的候选基因功能和致病原理,是探讨 2 型糖尿病发病机制的重要途径。虽然目前已经发现 TCF7L2 基因的致病作用最大,但迄今尚未发现主效基因。

(1)胰岛素抵抗:2 型糖尿病的胰岛素抵抗主要发生在受体和受体后水平,并可能至少来自以下四个方面。

胰岛素受体底物-1(insulinreceptor substance 1,IRS-1)和 IRS-2:胰岛素与其受体结合后,信号向细胞内传导,首先使 IRS 的酪氨酸残基磷酸化而被激活,活化的 IRS 再与含有 SHz 结构域的效应蛋白结合成多亚基信号转导复合物,使信号逐级放大,并向多个方向传递胰岛素的生物信息,使其发挥代谢调节作用。IRS-1 和 IRS-2 在胰岛素信号转导中的表型为联合基因-剂量效应,需有 IRS-1 和 IRS-2 双等位基因突变才使胰岛素信号在细胞内转导受阻而引起胰岛素抵抗。IRS-1 基因至少有 4 种突变与胰岛素抵抗关联。

葡萄糖转运蛋白 4(glucosetransporter 4,GLUT4):GLUT4 存在于肌肉和脂肪细胞中。在胰岛素作用下,磷酸化 IRS-1 激活磷脂酰肌醇 3 激酶(phosphatidylinositol 3 kinase,PI3K),使 GLUT4 转位到细胞质膜,加速葡萄糖的易化转运,增加肌肉对葡萄糖的摄取。GLUT4 基因变异可使 GLUT4 表达和转位受阻,导致受体后胰岛素抵抗。

胰岛素受体:胰岛素与其受体 α 亚单位结合后,激活酪氨酸激酶,刺激 β 亚单位酪氨酸残基磷酸化,从而传递胰岛素的多种生物效应。编码 a 和 β 亚单位的基因位于染色体 19q。现已发现50 多个突变位点与许多伴有糖尿病的遗传综合征相关,造成不同部位的胰岛素受体或受体后抵抗。

解耦联蛋白(uncouplingprotein,UCP):又称为产热素,是线粒体膜的一种质子转运蛋白,主要在棕色脂肪、骨骼肌等代谢活跃的组织表达。UCP 被激活后,线粒体膜内外侧的质子电化梯度减弱或消失,呼吸链的氧化-磷酸化解耦联,ATP 用于生物氧化的大部分化学能以热能方式释放,同时导致体脂消耗。UCP 基因突变或多态性变异使其表达不足和(或)功能障碍,导致外周组织脂肪酸和葡萄糖代谢能力降低而致胰岛素抵抗。

(2)胰岛 B 细胞功能缺陷:与胰岛 B 细胞功能缺陷相关的因素很多,发病机制较清楚的有以下几种。

葡萄糖激酶(glucokinase,GCK):GCK 基因位于 7p,由胰岛 B 细胞和肝细胞表达,是葡萄糖感受器系统的重要成员,GCK 主要调节血糖浓度与胰岛素分泌的关系。GCK 基因变异通过损伤 B 细胞对葡萄糖的"感受"功能而致胰岛素分泌不足。

葡萄糖转运蛋白 2(GLUT2):GLUT2 数量减少或活性不足使肝葡萄糖摄取减少,而糖原输出增加(肝胰岛素抵抗),并同时降低 B 细胞的胰岛素分泌能力。

线粒体缺陷:线粒体 DNA 点突变或缺失突变所致,常见类型是线粒体 DNA 编码亮氨酸的转录 RNA(tRNA)发生单核苷酸突变(A3243G)。线粒体缺陷引起 B 细胞氧化代谢改变,导致 ATP 生成障碍,而 ATP 是葡萄糖刺激的胰岛素释放所必需的,因而引起胰岛素分泌缺陷。

胰岛素原加工障碍:胰岛素原存在于胰岛 B 细胞的 β 颗粒中,在激素原转化酶-2 和激素原转化酶-3 以及羧肽酶-H 作用下,脱去 C 肽两侧的两个氨基酸残基(Arg31-Arg32 和 Lys64-Arg65)后,裂解出等摩尔量的胰岛素和 C 肽。该加工过程障碍可致胰岛素生成减少和高胰岛素原血症,后者的生物活性远低于胰岛素。

胰岛素结构异常:胰岛素基因点突变产生变异胰岛素,其生物活性低下,仅为胰岛素的 5%。突变部位不同,所编码的变异胰岛素也各异,现已发现五种变异胰岛素。

胰淀粉样多肽(isletamyloid polypeptide,IAPP):IAPP 又称为胰淀素,是胰岛 B 细胞产生的一种多肽(由 37 个氨基酸残基组成),与胰岛素共同存在于 J3 颗粒内,并与胰岛素共同分泌。40%～90% 的 2 型糖尿病患者的胰岛有淀粉样物质沉积,损伤 B 细胞并降低胰岛素的分泌量。

2.环境因素

流行病学研究表明,肥胖、高热量饮食、体力活动不足和增龄是 2 型糖尿病的主要环境因素,有高血压、血脂谱紊乱、IGT 或 IFG 者的 2 型糖尿病患病风险增加。在这些环境因素中,肥胖居于中心地位,因为它既是许多环境因素的结果,又可能是多数环境因素的原因。

肥胖与 2 型糖尿病有密切关系。流行病学调查显示,肥胖者的外周组织胰岛素受体数目减少、葡萄糖氧化利用或非氧化利用障碍、胰岛素对肝葡萄糖输出的抑制作用降低和游离脂肪酸代谢增高均可影响葡萄糖的利用,需分泌更多的胰岛素代偿缺陷。虽然肥胖者均存在胰岛素抵抗,但内脏型肥胖较外周型肥胖,脂肪细胞体积增大、数目增多更易发生胰岛素抵抗。在遗传背景的影响下,长期而严重的胰岛素抵抗最终导致 B 细胞功能衰竭。

(1)棕色组织、脂肪细胞因子与 2 型糖尿病:肥胖具有强烈的遗传背景,食欲、食量和摄食选择均受遗传因素的影响。当机体摄食或受寒冷刺激时,棕色脂肪分解产热,向体外散发热量。肥胖者的棕色脂肪细胞功能低下,进餐后的摄食诱导产热占总能量消耗的 9%,而体瘦者占 15%。体脂含量、体脂分布和脂肪细胞功能也主要由遗传因素决定,现已确定了数种肥胖相关基因及其相关蛋白。β_3 肾上腺素能受体(β_3AR)活性下降对内脏型肥胖的形成有重要作用,内脏脂肪中 β_3AR 的活性较皮下脂肪高,儿茶酚胺与 β_3AR 结合后启动蛋白激酶磷酸化,促进脂肪分解并发挥产热作用。β_3AR 活性降低时,通过减少棕色脂肪的产热作用而使白色脂肪分解减慢,造成脂肪蓄积与肥胖。

目前已经鉴定了数十种脂肪细胞因子,至少其中的部分因子与肥胖和 2 型糖尿病相关:①脂肪细胞分化和增殖至少受转录因子 CAAT/增强子结合蛋白和过氧化物酶增殖体活化受体-γ(peroxisome proliferator-activated receptor-γ,PPAR-γ)的调节,PPAR-γ 基因突变可导致严重肥胖。②脂肪细胞合成和分泌瘦素,其与下丘脑受体结合后抑制神经肽 Y(neuropeptide Y,NPY)基因转录,使下丘脑弓状核神经元合成的 NPY 减少,抑制食欲,减少热量摄入,提高机体代谢率,减少脂肪堆积,故瘦素缺乏或抵抗是肥胖的另一个原因。③食欲素有调节食欲的作用,而 Orexin A 是拮抗瘦素的主要因子。④内脏脂肪素可结合并激活胰岛素受体,模拟胰岛素作用,降低血糖,并促进脂肪细胞分化、合成及积聚。⑤Visfatin、抵抗素与肥胖及胰岛素抵抗的关系有待进一步研究。

(2)脂毒性与 2 型糖尿病:脂毒性在 2 型糖尿病及其并发症的发病中有重要作用。血脂紊乱时,血浆游离脂肪酸长期升高导致脂肪酸和甘油三酯在非脂肪组织(胰岛 B 细胞、骨骼肌、心脏和肝脏等)沉积。脂肪酸特别容易发生氧化损伤,形成高反应性的脂质过氧化物(反应性氧化物,reactiveoxygen species,ROS),导致胰岛素抵抗、2 型糖尿病及其慢性并发症发生。

ROS 具有细胞毒性,可导致蛋白质和 DNA 的自由基损伤,其后果为:①促进胰岛 B 细胞凋亡;②抑制骨骼肌胰岛素信号转导和 GLUT4 的生成与转位;③激活丝氨酸激酶抑制蛋白激酶 β(IKK-β)/NF-κB 旁路,介导胰岛素抵抗;④引起心脏功能障碍和脂肪肝。

(3)节约基因型与 2 型糖尿病:Neel 等用节约基因型假说来解释这种现象,该假说认为,长期生活在食物匮乏条件下的人群高度表达有利于生存的节约基因,将体内的剩余营养物质以脂肪形式贮存下来,供饥荒时使用。当这些人群进入体力活动少、热量供给充足过剩的现代社会后,节约基因不能及时适应生活方式的快速改变,转变成肥胖和 2 型糖尿病的易感基因。当摄入高热量、饮食结构不合理(高脂肪、高蛋白、低糖类)和体力活动不足时,易导致肥胖,肥胖再降低胰岛素敏感性,促进糖尿病的发生。

(4)肠促胰岛素分泌缺陷与 2 型糖尿病:肠促胰岛素是一类肠源性激素,包括胰高血糖素样肽 1(GLP-1)、葡萄糖依赖性促胰岛素多肽(GIP)等。由胃肠道 L 细胞生成的 GLP-1 和由 K 细胞生成的 GIP 都具有葡萄糖浓度依赖性胰岛素分泌的刺激作用(肠促胰岛素效应)。

GLP-1 的降糖效应至少来自以下 4 个方面:①促进胰岛素分泌,具有血糖依赖性;②减少α细胞的胰高血糖素分泌,糖原输出减少,协同胰岛素降低血糖;③作用于中枢的食欲控制系统,增加饱感,延缓胃排空,减少摄食,间接降低血糖;④降低体重。GLP-1 作用于血糖去路和来源多个靶点的降血糖效应是独特的。但是,2 型糖尿病患者口服与静脉葡萄糖刺激下的胰岛素分泌差值显著降低,即肠促胰岛素效应明显减弱,其主要原因是肠促胰岛素分泌减少和作用缺陷。

3.早期营养不良与 2 型糖尿病

胎儿、新生儿及婴儿低体重是早期营养不良的反映,后果:影响胰腺发育而导致胰岛细胞数目减少,在长期胰岛素抵抗重压下易发生 B 细胞功能衰竭。

综上所述,2 型糖尿病发病涉及胰岛素作用和胰岛素分泌两个方面的缺陷,二者与遗传因素和环境因素均有关,环境因素通过遗传因素起作用。糖尿病遗传易感个体的早期即存在胰岛素抵抗,在漫长的生活过程中,由于不利环境因素的影响或疾病本身的演进,胰岛素抵抗逐渐加重。为弥补胰岛素作用的日益减退及防止血糖升高,B 细胞的胰岛素呈代偿性分泌增多(高胰岛素血症)。在此过程中,B 细胞增生和凋亡均增加,但后者更甚。当 B 细胞分泌能力不足以代偿胰岛素抵抗时,即出现糖代谢紊乱;首先是餐后血糖升高(IGT 期)。当胰岛素抵抗进一步加重,B 细胞因长期代偿过度而衰竭时,血糖进一步升高,终致糖尿病。高血糖又可抑制葡萄糖介导的 B 细胞胰岛素分泌反应,增强胰岛素抵抗,并形成胰岛素分泌与作用缺陷间的恶性循环。

(三)微血管并发症

长期高血糖是微血管病变发生的中心环节,其发病机制涉及以下几个方面。

1.高血糖和终末糖化产物

糖尿病时,机体蛋白可发生糖基化。葡萄糖分子的羧基与蛋白质的氨基结合生成醛亚胺,醛亚胺再发生结构重排,形成稳定的酮胺化合物,后者的分子逐渐增大、堆积,相互交联形成复杂的终末糖化产物(advanced glycosylation end products,AGEs)。AGEs 在微血管病变的早期即显著升高。各种蛋白质非酶促糖基化及其终产物的积聚导致血浆和组织蛋白结构和功能受损;AGEs 通过与AGEs 受体(RAGE)结合后发挥作用。RAGE 广泛存在于肾细胞、视网膜毛细血管周细胞和内皮细胞上,是 AGEs 的信号转导受体;被激活的受体通过 NF-κB使前炎症细胞因子表达增加,同时 RAGE 也可作为内皮细胞黏附受体而使白细胞聚集,直接产生炎症反应,增加内皮细胞的通透性。单核细胞一旦被激活,即产生一系列炎症介质,进一步吸引并激活其他细胞,引起血管壁病变。

2.多元醇代谢旁路增强

神经、视网膜、晶体和肾脏等组织的葡萄糖可不依赖胰岛素进入细胞内,经醛糖还原酶作用生成山梨醇,进一步转变为果糖。糖尿病时该旁路活跃,山梨醇和果糖堆积使细胞内渗透压升高(渗透学说);山梨醇和果糖抑制细胞对肌醇的摄取,使细胞内肌醇耗竭(肌醇耗竭学说)。

3.己糖胺途径增强

己糖胺途径是葡萄糖代谢的主要途径之一。血糖升高时,该途径的活性增强,作为蛋白糖基化底物的尿苷'-二磷酸-N-乙酰葡萄糖胺增多。后者又促进己糖胺途径的限速酶(葡萄糖胺-6-磷酸果糖-咪基转移酶)表达,并进一步激活己糖胺途径。该代谢过程导致内皮细胞一氧化氮合酶丝氨酸残基发生氧位糖基化,阻止其磷酸化可激活该酶。己糖胺途径激活还促进 NF-κB p65 亚单位的氧位糖基化,增加多种前炎症因子表达,促进 PAI-1、TGF-α 等的转录。

4.蛋白激酶 C 激活

高血糖时,二酰甘油合成增加,在钙离子和磷脂的协同作用下,激活蛋白激酶 C(PKC)。活化型 PKC 可磷酸化蛋白底物的丝氨酸和苏氨酸残基,调节蛋白质的功能,从而产生一系列生物学效应。激活的 PKC 促进多种细胞因子(如血管内皮生长因子、血小板衍化生长因子)表达,促进新生血管形成,并使诱导型 NO 增多,损伤内皮细胞,使一氧化氮合酶、一氧化氮的舒血管功能受损。抑制 Na^+/K^+-ATP 酶活性,引起内皮细胞功能紊乱。PAI-1 活性增加和浓度升高是形成高凝状态的重要原因,而血栓烷素 A_2(thromboxane A_2,TXA_2)、内皮素-1及血管紧张素-2 增加可引起血管收缩。

5.血流动力学改变

葡萄糖毒性作用使组织缺氧,血管阻力减低,血流增加,后者使毛细血管床流体静力压升高,大分子物质容易渗入血管壁及肾系膜细胞内,继而刺激系膜细胞增生,基膜合成加速,毛细血管通透性增加。上述机制均可导致组织缺血缺氧,共同参与微血管病变的发生与发展,但在糖尿病视网膜病和糖尿病肾病发病中的权重有所不同。糖尿病神经病变的部分发生机制与此类似。

(四)大血管并发症

与非糖尿病患者群相比,糖尿病患者群的动脉粥样硬化性疾病患病率高、发病年龄小、病情进展快、多脏器同时受累多。除了传统的致动脉粥样硬化因素外,IGT 或糖尿病患者常先后或同时存在肥胖、高血压、脂质代谢异常等心血管危险因素。

1.代谢综合征导致大血管病变

1988 年,由 Reaven 首先提出"特纳综合征"概念;因胰岛素抵抗是共有的病理生理基础,后又称为"胰岛素抵抗综合征"。鉴于本综合征与多种代谢相关性疾病有密切关系,现称为"代谢综合征"。其主要理论基础是遗传背景和不利环境因素(营养过度、缺乏体力活动和腹型肥胖等)使机体发生胰岛素抵抗及代偿性高胰岛素血症,并发高血压、脂代谢紊乱、糖代谢紊乱、高纤维蛋白原血症及白蛋白尿症等,共同构成大血管并发症的危险因素。肥胖是发生胰岛素抵抗的关键因素。胰岛素抵抗和高胰岛素血症可能通过以下途径直接或间接促进动脉粥样硬化的发生。

(1)胰岛素或胰岛素原:通过自身的生长刺激作用和刺激其他生长因子(如 IGF-1),直接诱导动脉平滑肌细胞、动脉壁内膜和中层增生,血管平滑肌细胞和成纤维细胞中的脂质合成增加。一些资料显示,胰岛素原和裂解的胰岛素原与冠心病相关。胰岛素增加肾远曲小管钠和水的重吸收,增加循环血容量;兴奋交感神经,儿茶酚胺增加心排血量,外周血管收缩;使细胞内游离钙增加,引起小动脉平滑肌对血管加压物质的反应性增高,血压升高。

(2)胰岛素抵抗和高胰岛素(或高胰岛素原)血症:可引起脂代谢紊乱,其特征是血浆总胆固醇、高密度脂蛋白-胆固醇和甘油三酯降低而密低密度脂蛋白-胆固醇升高,这些脂质能加速动脉粥样硬化的进程。胰岛素抵抗常伴有高血糖,后者引起血管壁胶原蛋白及血浆载脂蛋白的非酶促性糖基化,使血管壁更易"捕捉"脂质,并阻抑脂代谢的受体途径,加速动脉粥样硬化。

(3)血浆纤溶酶原激活物抑制物-1(plasminogen activitor inhibitor-1,PAI-1):浓度与血浆胰岛素浓度相关,提示胰岛素对 PAI-1 合成有直接作用。PAI-1 增加引起纤溶系统紊乱、血纤维蛋白原升高,有利于血栓形成。

(4)大血管壁的蛋白质非酶促糖基化和血管内皮细胞损伤：使通透性增加，进而导致血管壁脂质积聚。肾小球血管也因同样变化而通透性增加，出现白蛋白尿。微量白蛋白尿既是动脉粥样硬化的危险因素，又是全身血管内皮细胞损伤的标志物。

(5)高血糖：高血糖时与血红蛋白结合成为糖化血红蛋白，其输氧功能下降，导致组织缺氧，高血糖还可刺激血管平滑肌细胞增生。另外，餐后高血糖同样加速蛋白非酶糖化，LDL糖化后容易被血管中的吞噬细胞摄取，形成泡沫细胞；餐后高血糖增强氧化应激，加重血管病变；对血管内皮功能有直接的损伤作用，包括血管收缩和凝血增强等。

(6)高血压：高血压是传统的大血管病变的危险因素，通常与胰岛素抵抗和高血糖合并存在，构成大血管病变的重要综合因素。

2.炎症和免疫反应导致大血管病变

现有的证据显示，炎症和免疫反应在胰岛素抵抗与动脉粥样硬化的发病中起着关键作用，动脉粥样硬化是一种免疫介导的炎症性病变的概念已被广为接受。动脉粥样硬化病变形成的最早期事件是动脉内膜对炎症细胞的募集，血液循环中的炎症因子（如CRP、IL-1、IL-6、血纤维蛋白原等）水平与心血管危险性呈正相关；单核细胞和巨噬细胞是先天性免疫系统的原型细胞，存在于动脉粥样硬化病变的各个阶段。病变中的活化巨噬细胞和T细胞针对局部抗原起免疫反应，最重要的候选抗原是修饰的脂蛋白、热休克蛋白、细菌和病毒抗原；T淋巴细胞也与自身抗原起作用，使有炎症改变特征的病变再掺入自身免疫反应，其机制复杂，许多环节和因素尚不清楚。

3.内皮细胞损伤导致大血管病变

内皮细胞是糖尿病血管病变的关键靶组织。内皮细胞褙褶所有的血管内壁，与糖尿病有害代谢物持续接触，并承受着血流速度和压力的慢性应激。内皮细胞能产生多种化学物质，通过复杂的机制调节血管张力和管壁通透性，产生细胞外基质蛋白，参与血管的形成和重塑。内皮细胞既参与细胞因子的下游信号传递，又是胰岛素作用的靶组织。大量研究证明，肥胖、胰岛素抵抗及2型糖尿病伴有与血糖无关的内皮细胞功能异常，参与糖尿病大血管和微血管并发症的发生与发展。

(五)糖尿病神经病变

微血管并发症的多种发病机制参与神经病变的发生，但与糖尿病视网膜病变和肾脏病变有所不同。醛糖还原酶活性增强致多元醇旁路代谢旺盛，细胞内山梨醇和果糖浓度增高及肌醇浓度降低是发生糖尿病神经病变的重要机制;神经营养小血管动脉病变致局部供血不足可能是单一神经病变的主要病因。这些代谢紊乱可累及神经系统的任何部分,一般以周围神经病变最常见。

三、病理

(一)1型糖尿病

胰岛病理改变的特征是胰岛 B 细胞数量显著减少及胰岛炎,病程短于 1 年死亡病例的 B 细胞数量仅为正常的 10%左右。50%~70%病例存在以胰岛淋巴细胞和单核细胞浸润为特征的胰岛炎。此外,可有胰岛萎缩和 B 细胞空泡变性。少数病例的胰岛无明显病理改变。胰高血糖素细胞、生长抑素细胞和胰多肽细胞的数量正常或相对增多。

(二)2型糖尿病

胰岛病理以淀粉样变性为特征。胰岛毛细血管和内分泌细胞间有淀粉样物质沉积(40%~90%),其程度与代谢紊乱的严重性相关。此外,胰岛可有纤维化,胰岛 B 细胞数量减少或正常,胰高血糖素细胞增多,其他内分泌细胞的数量无明显改变。

(三)糖尿病慢性并发症

1.糖尿病大血管病变

大、中动脉粥样硬化和中、小动脉硬化,其病理所见与非糖尿病性动脉粥样硬化及动脉硬化基本相同。

2.糖尿病微血管病变

常见于视网膜、肾、肌肉、神经、皮肤等组织,特征性的病变是 PAS 阳性物质沉积于内皮下,引起毛细血管基膜增厚。

(1)糖尿病肾病:呈弥漫性或结节性肾小球硬化,结节性病变具有特异性。肾小球系膜区的嗜伊红结节是诊断糖尿病肾病的可靠指标,但与蛋白尿和肾功能减退之间的相关性较差;弥漫性病变表现为系膜基质增多,伴或不伴毛细血管壁增厚,病变的特异性较低,但与蛋白尿程度的相关性较好。此外,尚可有肾小动脉硬化和急、慢性肾盂肾炎的病理改变。

(2)糖尿病视网膜病:主要为玻璃样变性小动脉硬化、毛细血管基底膜增厚、微血管瘤形成和小静脉迂曲,进一步发展可出现视网膜毛细血管渗出、黄斑水肿等改变。视网膜和虹膜新生血管形成是增殖型视网膜病的标志。

(3)糖尿病神经病变:其基本病变是外周神经和自主神经轴突变性,伴节段性或弥漫性脱髓鞘。类似病变也可累及神经根、椎旁交感神经和脑神经,但累及脊髓或脑实质者少见。

(4)脂肪肝:糖尿病控制不良时可引起肝脂肪沉积和变性(脂肪肝),严重者可发展为肝硬化。

四、病理生理

胰岛 B 细胞胰岛素分泌能力和(或)胰岛素生物作用缺陷致胰岛素绝对或相对不足,引起一系列代谢紊乱。

(一)糖类代谢

由于葡萄糖磷酸化减少,进而导致糖酵解、磷酸戊糖旁路代谢及三羧酸循环减弱,糖原合成减少,分解增多。以上代谢紊乱使肝、肌肉和脂肪组织摄取利用葡萄糖的能力降低,空腹及餐后糖原输出增加;又因葡萄糖异生底物增多及磷酸烯醇型丙酮酸激酶活性增强,糖异生增加,因而出现空腹及餐后高血糖。胰岛素缺乏使丙酮酸脱氢酶活性降低,葡萄糖有氧氧化减弱,能量供给不足。

(二)脂肪代谢

由于胰岛素不足,脂肪组织摄取葡萄糖及清除血浆甘油三酯的能力下降,脂肪合成代谢减弱,脂蛋白脂酶活性低下,血浆游离脂肪酸和甘油三酯浓度增高。胰岛素极度缺乏时,激素敏感性脂酶活性增强,储存脂肪的动员和分解加速,血游离脂肪酸浓度进一步增高。肝细胞摄取脂肪酸后,因再酯化通路受抑制,脂肪酸与辅酶 A 结合生成脂肪酰辅酶 A,经 β-氧化生成乙酰辅酶 A。因草酰乙酸生成不足,乙酰辅酶 A 进入三羧酸循环受阻而大量缩合成乙酰乙酸,进而转化为丙酮和 γ-羟丁酸。丙酮、乙酰乙酸和 γ-羟丁酸三者统称为酮体。当酮体生成超过组织利用限度和排泄能力时,大量酮体堆积形成酮症,进一步发展可导致酮症酸中毒。

血脂异常与胰岛素抵抗密切相关。脂肪组织胰岛素抵抗可使胰岛素介导的抗脂解效应和葡萄糖摄取降低,FFA 和甘油释放增加。腹部内脏脂肪血液流入门静脉,使肝脏暴露在高 FFA 浓度环境中,导致肝葡萄糖异生作用旺盛,胰岛素抵抗和肝合成 VLDL 增加。

(三)蛋白质代谢

肝脏、肌肉等组织摄取氨基酸减少,蛋白质合成减弱,分解加速,导致负氮平衡。血浆成糖氨基酸(丙氨酸、甘氨酸、苏氨酸和谷氨酸)降低,反映糖异生旺盛,成为肝糖输出增加的主要来源。血浆成酮氨基酸(亮氨酸、异亮氨酸和缬氨酸等支链氨基酸)增高,提示肌肉组织摄取这些氨基酸合成蛋白质的能力降低,导致乏力、消瘦、组织修复和抵抗力降低,儿童生长发育障碍。同时,胰高血糖素分泌增加,且不为高血糖所抑制。胰高血糖素促进肝糖原分解、糖异生、脂肪分解和酮体生成,对上述代谢紊乱起恶化作用。经胰岛素治疗血糖良好控制后,血浆胰高血糖素可降至正常或接近正常水平。

2型糖尿病与1型糖尿病有相同的代谢紊乱,但前者的胰岛素分泌属于相对减少,其程度一般较轻。有些患者的基础胰岛素分泌正常,空腹时肝糖原输出不增加,故空腹血糖正常或轻度升高,但在进餐后出现高血糖。另一些患者进餐后胰岛素分泌持续增加,分泌高峰延迟,餐后3～5小时的血浆胰岛素呈现不适当升高,引起反应性低血糖,并可成为患者的首发症状。

在急性应激或其他诱因的作用下,2型糖尿病患者也可发生酮症酸中毒、高渗性高血糖状态或混合型(高血浆渗透压和酮症)急性代谢紊乱。

五、临床表现

(一)自然病程和临床阶段

1.1型糖尿病

(1)临床前期:多数患者在临床糖尿病出现前,有一个胰岛 B 细胞功能逐渐减退的过程,出现临床症状时 B 细胞功能已显著低下,糖负荷后血浆胰岛素及 C 肽浓度也无明显升高,临床亦无"三多一少"(多尿、多饮、多食和消瘦)症状。但此期仅偶尔被发现。

(2)发病初期:大多在 25 岁前起病,少数可在 25 岁后的任何年龄发病。胰岛 B 细胞破坏的程度和速度相差甚大,一般来说,幼儿和儿童较重、较快,成人较轻、较慢,由此决定了临床表现的年龄差异。儿童和青少年常以糖尿病酮症酸中毒为首发表现;青春期阶段的患者开始呈中度高血糖,在感染等应激下迅速转变为严重高血糖和(或)酮症酸中毒;另一些患者(主要是成年人)的 B 细胞功能可多年保持在足以防止酮症酸中毒水平,但其中大多数最终需要外源性胰岛素维持生存,且对胰岛素敏感。

部分患者在患病初期,经胰岛素治疗后 B 细胞功能可有不同程度改善,胰岛素用量减少甚至可停止胰岛素治疗,此种现象称为"蜜月"缓解,其发生机制尚未肯定,可能与葡萄糖毒性有关。蜜月期通常不超过 1 年,随后的胰岛素需要量又逐渐增加,酮症倾向始终存在。如外源性胰岛素使用恰当,血糖能维持在较理想的范围内;使用不合理者的血糖波动大,且容易发生低血糖症;如因某种原因停用胰岛素或合并急性应激,很容易诱发酮症酸中毒。

(3)中后期糖尿病:病程 10～15 年以上者常出现各种慢性并发症,其后果严重。糖尿病慢性并发症包括糖尿病性微血管病变(主要为肾病和视网膜病)、糖尿病性大血管病变(主要为冠心病、脑血管病和周围血管病)和糖尿病神经病变。其中糖尿病微血管病变是糖尿病患者的特异性损害,与高血糖密切相关,可以看作是糖尿病特有的临床表现。强化胰岛素治疗可降低和延缓1型糖尿病(可能也包括 2 型糖尿病和其他类型的糖尿病)微血管并发症和神经病变的发生与发展。

WHO 将糖尿病的自然病程分为 3 个临床阶段,即正常糖耐量(normal glucose tolerance,NGT)、血糖稳定机制损害(impaired glucose homeostasis,IGH)及糖尿病阶段,其中的 IGH 包括 IFG 和 IGT。上述临床阶段反映任何类型糖尿病都要经过不需要胰岛素、需用胰岛素控制代谢紊乱和必须用胰岛素维持生存的渐进性过程,1 型糖尿病的 NGT 期和 IGT/IFG 期可能并不很短,

2.2 型糖尿病

2 型糖尿病的 NGT 期和 IGT/IFG 期可能很长,主要针对可控制性风险因素的初级预防和二级预防在很大程度上可使病程逆转或停留在此阶段,或者至少可明显延长进展至临床高血糖期的时间。

2 型糖尿病多发生于 40 岁以上人群,常见于老年人,近年有发病年轻化倾向。2 型糖尿病的首发症状多种多样,除多尿、多饮和体重减轻外,视力减退(糖尿病视网膜病变所致)、皮肤瘙痒、女性外阴瘙痒及高渗性高血糖状态均可为其首发症状。

大多数患者肥胖或超重,起病较缓慢,高血糖症状较轻;不少患者可长期无代谢紊乱症状,有些则在体格检查或出现并发症时才被确诊。空腹血浆胰岛素水平正常、较低或偏高,B 细胞储备功能常无明显低下,故在无应激情况下无酮症倾向,治疗可不依赖于外源性胰岛素。但在长期的病程中,2 型糖尿病患者胰岛 B 细胞功能逐渐减退,以致对口服降糖药失效;为改善血糖控制,也需要胰岛素治疗,但对外源胰岛素不甚敏感。急性应激(如重症感染、心肌梗死、脑卒中、创伤、麻醉、手术等)可诱发高渗性高血糖状态或糖尿病酮症酸中毒。长期病程中可出现各种慢性并发症,在糖尿病大血管病变中,尤其要关注心、脑血管病变。

(二)代谢紊乱表现

各种类型糖尿病的代谢紊乱表现基本相同,但不同类型不同个体间的临床表现程度相差很大,有的患者无任何自觉症状,仅在常规体格检查时发现高血

糖,多见于肥胖的 2 型糖尿病;严重者表现为典型的三多一少(多饮,多尿,多食,消瘦)症状,多见于 1 型糖尿病。

1.全身情况

典型患者有体力减退、精神萎靡、乏力、易疲劳、易感冒、工作能力下降等症状,并发感染时可有低热、食欲减退及体重迅速下降。体重下降是糖尿病代谢紊乱的结果,初期主要与失水及糖原和甘油三酯消耗有关;接着是由于蛋白质分解、氨基酸进入糖异生或酮体生成途径而被大量消耗所致,肌肉萎缩,体重进一步下降。

2.心血管系统

可有非特异性心悸、气促、脉率不齐、心动过缓、心动过速、心前区不适等。在代谢紊乱过程中,由于体液丢失和血容量降低可导致直立性低血压,进一步发展可出现休克及昏迷(酮症酸中毒或高渗性高血糖状态)。酸中毒严重时,血管张力下降,缩血管活性物质虽大量分泌,但仍出现严重的循环衰竭。

3.消化系统

无并发症者多表现为食欲亢进和易饥,进食量增多但体重下降。病情较重者多诉食欲减退、恶心、呕吐或腹胀,伴胃肠神经病变者更为明显。

4.泌尿生殖系统

早期因多尿导致多饮;夜尿增多,尿液为等渗或高渗性。并发感染时,出现脓尿、脓血尿,且伴尿急和尿痛;男性老年患者可因合并前列腺肥大而出现尿频、尿急与排尿中断症状。

女性患者可有月经过少、闭经及性欲减退,少数 1 型糖尿病可合并特发性卵巢早衰,两者可能均存在自身免疫性病因。男性患者以阳痿和性欲减退症状最常见。

5.精神神经系统

由于口渴中枢和食欲中枢被刺激,患者烦渴、多饮、善饥、贪食;多数伴有忧虑、急躁、情绪不稳或抑郁;有的患者心理压力重,对生活和工作失去信心;另一些患者失眠、多梦、易惊醒。

(三)糖尿病慢性并发症和合并症的表现

认识糖尿病慢性并发症要具备以下几个观点:①未经治疗或治疗不当者常在发病 10 年后出现程度不等的微血管和大血管慢性并发症;已发现的糖尿病慢性并发症只是冰山一角,其他慢性并发症可能已经或正在形成,因而一种慢性并发症的出现往往预示其他并发症的存在。②除糖尿病本身外,慢性并发症的发生、发展和严重程度还受许多遗传和环境因素的影响,因此人种间和个体间的表型差异较大。③绝大多数慢性并发症是不可逆转的,临床防治只能延缓其进展,不能被根除。

1.微血管并发症

微循环障碍、微血管瘤形成和微血管基底膜增厚是糖尿病微血管病变的特征性改变。糖尿病几乎损害全身的所有组织器官,但通常所称的微血管病变则特指糖尿病视网膜病和糖尿病肾病。

(1)糖尿病视网膜病(DRP):是最常见的微血管并发症和成年人后天性失明的主要原因。其发生发展与糖尿病病程直接相关,1型糖尿病病史超过15年者,视网膜病变的患病率为98%,2型糖尿病病史超过15年者,视网膜病变达78%。2002年4月,国际眼科会议和美国眼科学会联合会议提出了DRP国际临床分类法,该分类依据散瞳下检眼镜观察到的指标来确定DRP的分类,需要识别和记录的内容包括微动脉瘤、视网膜内出血、硬性渗出、棉绒斑、视网膜微血管异常(intraretinal microvascular abnormalities,IRMA)、静脉串珠、新生血管(视盘上或视网膜新生血管)、玻璃体积血、视网膜前出血和纤维增生。

按照该分类法,DRP共分为5个级别:①1期无明显视网膜病变。②2期为轻度非增殖性DRP,仅有微动脉瘤。③3期属中度非增殖性DRP,病变介于2期和4期之间。④4期为重度非增殖性DRP,并存在以下的任意一项:a.4个象限都有20个以上的视网膜内出血灶;b.2个以上象限有确定的静脉串珠;c.1个以上的象限发生IRMA;d.无增殖性视网膜病变体征。⑤5期:增殖性DRP,存在一种或更多种病变(新生血管、玻璃体积血、视网膜前出血等)。

此外,糖尿病还可引起青光眼、白内障、屈光改变、虹膜睫状体炎等。

(2)糖尿病肾病:糖尿病肾病又称为肾小球硬化症。病程10年以上的1型糖尿病患者累积有30%~40%发生糖尿病肾病,是首位死亡原因;约20%的2型糖尿病患者累积发生糖尿病肾病,在死因中列在心、脑血管动脉粥样硬化之后。

根据对1型糖尿病自然病程的观察,糖尿病肾病的演进过程可分为五期。①Ⅰ期:肾脏增大和高滤过状态,肾小球滤过率(GFR)增加30%~40%,经控制高血糖后,GFR可降至正常。此期的肾脏结构正常。②Ⅱ期:高滤过状态仍存在,运动后出现微量白蛋白尿。此期出现肾小球毛细血管基底膜增厚,但病变仍属可逆性。③Ⅲ期:持续性微量白蛋白尿(尿白蛋白/肌酐30~300 mg/g,或尿白蛋白排泄率20~200 μg/min,或尿白蛋白排泄量30~300 mg/24 h),常规尿化验蛋白阴性。GFR仍正常,血压升高未达高血压水平,无肾病症状和体征(早期糖尿病肾病）。④Ⅳ期：常规尿化验蛋白阳性，24小时尿蛋白排泄率＞0.5 g，或尿白蛋白排泄率超过微量白蛋白尿上限，可伴有水肿和高血压，部分呈肾病综合征表现；GFR开始降低，肾功能减退（临床糖尿病肾病）。⑤Ⅴ期：终末期糖尿病肾病，出现尿毒症临床表现。

后期糖尿病肾病患者绝大多数伴有糖尿病视网膜病。如经详细检查并未发现后一并发症，须排除其他肾病的可能。

（3）心脏自主神经病变：典型表现为静息时心动过快、直立性低血压。心自主神经功能检查有异常发现，最常见的是心电图示心率变异性小。伴糖尿病心肌病变者常出现顽固性充血性心力衰竭、心脏扩大或心源性猝死。并发冠心病的患者无痛性心肌梗死发生率高，行冠脉扩张或放置支架手术后，易发生再狭窄或再梗死。

2.大血管并发症

糖尿病可以是代谢综合征的一个表现，患者有营养过度、腹型肥胖、高血压、脂代谢紊乱等表现。肥胖是发生胰岛素抵抗和代谢综合征的关键因素，并直接或间接促进动脉粥样硬化动脉钙化的发生。肾小球血管也因同样变化而通透性增加，出现白蛋白尿。微量白蛋白尿既是动脉粥样硬化的危险因素，又是全身血管内皮细胞损伤的标志物。

动脉粥样硬化和动脉钙化主要侵犯主动脉、冠状动脉、脑动脉、肾动脉和外周动脉，引起冠心病、缺血性脑血管病、高血压及夹层动脉瘤；由于糖尿病呈高凝状态，出血性脑血管病相对少见；外周动脉粥样硬化常以下肢动脉为主，表现为下肢发凉、疼痛、感觉异常和间歇性跛行，严重者可致肢体坏疽。大动脉钙化以收缩压升高、舒张压正常或降低、脉压明显增大和血管性猝死为特征。2型糖尿病60％～80％死于大血管病变。

3.糖尿病神经病变

（1）多发性神经病变：常见症状为肢端感觉异常（麻木、针刺感、灼热及感觉减退等），呈手套或短袜状分布，有时痛觉过敏；随后出现肢体隐痛、刺痛或烧灼样痛，夜间或寒冷季节加重。在临床症状出现前，电生理检查已可发现感觉和运动神经传导速度减慢。早期呈腱反射亢进，后期消失；振动觉、触觉和温度觉减弱。感觉减退易受创伤或灼伤致皮肤溃疡，因神经营养不良和血液供应不足，溃疡较难愈合，若继发感染，可引起骨髓炎和败血症。神经根病变较少见，可致胸、背、腹、大腿等部位疼痛和感觉障碍，需与脊柱及椎间盘疾病相鉴别。老年患者偶见多发性神经根病变所致的肌萎缩。

少数表现为感觉异常伴严重烧灼样痛,皮肤对痛觉过敏,甚至不能耐受床单覆盖,可累及躯干和四肢,以下肢常见。足部长期受压或创伤可致骨质吸收破坏和关节变形(营养不良性关节病、沙尔科关节)。

(2)单一神经病变:主要累及脑神经(动眼神经、滑车神经、展神经),以第Ⅲ、Ⅵ对脑神经较多见,第Ⅲ脑神经瘫痪表现为同侧上眼睑下垂和眼球运动障碍,第Ⅵ对脑神经瘫痪表现为同侧眼球内斜视;也可累及股神经、腓神经、尺神经或正中神经。单一神经病变常急性起病,呈自限性,多可痊愈。

(3)自主神经病变:较常见,且出现较早,影响胃肠、心血管、泌尿系统和性器官功能。表现有瞳孔对光反射迟钝,排汗异常(无汗、少汗或多汗等),或胃排空延迟(胃轻瘫)、腹泻、便秘等,或持续性心动过速(≥90 次/分)和直立性低血压[立、卧位收缩压相差超过 4.0 kPa(30 mmHg)],或排尿无力、膀胱麻痹、尿失禁,或尿潴留、阴茎勃起功能障碍。

(四)糖尿病皮肤病变

糖尿病皮肤病变的种类很多,较常见的有:①糖尿病大疱病,多见于病程长、血糖控制不佳及伴有多种慢性并发症者。皮肤水疱多突然发生,可无自觉症状,多位于四肢末端,也可见于前臂或胸腹部;边界清楚,周边无红肿或充血,壁薄透明,内含清亮液体,易渗漏,常在 2~4 周内自愈,不留瘢痕,但可反复发作。其发病机制可能为皮肤微血管损害、神经营养障碍和糖尿病肾病所致的钙、镁离子代谢失衡,使皮肤表层脆弱分离而形成水疱。②糖尿病皮肤病,较常见,为圆形或卵圆形暗红色平顶小丘疹,在胫前呈分散或群集分布,发展缓慢,可产生鳞屑;后期可发生萎缩和色素沉着。③糖尿病类脂质渐进性坏死,常见于女性,可在糖尿病之前出现。多发生在胫前部,也可发生于手背或足背,双侧对称。早期病变呈圆形或卵圆形橙色或紫色斑块状病损,边界清晰,无痛;后期斑块中央皮肤萎缩凹陷,周边隆起伴色素沉着,外伤后易形成溃疡。

(五)糖尿病合并感染

1.皮肤黏膜感染

1 型糖尿病的病因主要与自身免疫有关,发生糖尿病后又伴有免疫功能紊乱。易并发疖、痈等化脓性感染,常反复发生,愈合能力差,有时可引起败血症和脓毒血症。此外,常见的皮肤黏膜感染有:①化脓性汗腺炎是大汗腺的慢性化脓性感染伴瘢痕形成,好发于腋窝和肛周。②皮肤真菌感染(体癣、足癣、甲癣)很常见,若继发化脓性感染可导致严重后果。③红癣系微小棒状杆菌引起的皮肤感染,表现为境界清楚的红褐色皮肤斑,广泛分布于躯干和四肢。④龟头包皮炎：多为白色念珠菌感染，好发于包皮过长者。⑤真菌性阴道炎和巴氏腺炎：是女性患者的常见并发症，多为白色念珠菌感染，血糖控制不佳时易反复发生，突出的表现是外阴瘙痒和白带过多，并可能成为糖尿病的首发症状。

2.膀胱炎、肾盂肾炎和气肿性胆囊炎

膀胱炎常见于女性，尤其是并发自主神经病变者，常因反复发作而转为慢性。急性型肾乳头坏死的典型表现为寒战高热、肾绞痛、血尿和肾乳头坏死组织碎片从尿中排出，常并发急性肾衰竭，病死率高；亚临床型肾乳头坏死常在影像检查时发现。急性气肿性胆囊炎多见于糖尿病患者，病情较重，致病菌以梭形芽孢杆菌最常见，大肠埃希菌、链球菌次之。

3.毛霉菌病

常累及鼻、脑、肺、皮肤和胃肠，或以弥散性毛霉菌病形式出现，主要见于糖尿病患者，是糖尿病合并真菌感染的最严重类型。鼻-脑型毛霉菌病可并发酮症酸中毒，其病情严重，病死率高。感染常首发于鼻甲和鼻副窦，导致严重的蜂窝织炎和组织坏死；炎症可由筛窦扩展至眼球后及中枢神经，引起剧烈头痛、鼻出血、流泪、突眼等症状，或导致脑血管及海绵窦血栓形成。鼻腔分泌物呈黑色、带血，鼻甲和中隔可坏死甚至穿孔。

4.结核病

以糖尿病合并肺结核多见，发病率明显高于非糖尿病人群，肺结核病变多呈渗出性或干酪样坏死，易形成空洞，病变的扩展与播散较快。合并结核病时高血糖加重，体重减轻，结核病的治疗难度增大。

六、实验室和辅助检查

(一)尿糖测定

含己糖激酶和葡萄糖氧化酶的尿糖试条可做半定量测定，在多数情况下，24 小时尿糖总量与糖代谢紊乱的程度有较高的一致性，故可作为判定血糖控制的参考指标，尿糖阳性是诊断糖尿病的重要线索，但不能作为诊断依据，尿糖阴性也不能排除糖尿病的可能。

患糖尿病和其他肾脏疾病时，肾糖阈大多升高，血糖虽已升高，尿糖仍可阴性；相反，妊娠或患有肾性糖尿时，肾糖阈降低，血糖正常时尿糖亦呈阳性或强阳性。

(二)尿酮体测定

新发病者尿酮体阳性提示为 1 型糖尿病，对 2 型糖尿病或正在治疗的患者，提示疗效不满意或出现了急性并发症。如果采用硝基氢氰酸盐试验法,只有乙酰乙酸和丙酮可使本试验呈阳性反应,当酸中毒明显时,酮体组分以 β-羟丁酸为主,故尿酮体阴性并不能排除酮症。

(三)血浆葡萄糖(血糖)测定

血糖升高是诊断糖尿病的依据,也是评价疗效的主要指标。目前多用葡萄糖氧化酶或己糖激酶法测定血糖。静脉全血、血浆和血清葡萄糖测定在医疗机构进行,患者可用小型血糖仪自测毛细血管全血葡萄糖。一次血糖测定(空腹血糖、餐后 2 小时血糖或随机血糖)仅代表瞬间血糖水平(点值血糖);一日内多次血糖测定(三餐前后及睡前,每周 2 日,如怀疑有夜间低血糖,应加测凌晨时段的血糖)可更准确反映血糖控制情况。静脉血浆或血清血糖比静脉全血血糖约高 1.1 mmol/L(20 mg/dL),空腹时的毛细血管全血血糖与静脉全血血糖相同,而餐后与静脉血浆或血清血糖相同。

(四)糖化血红蛋白 A1c(HbA1c)和糖化血浆蛋白测定

HbAl 为血红蛋白两条 β 链 N 端的缬氨酸与葡萄糖化合的不可逆性反应物,其浓度与平均血糖呈正相关。HbAl 以 HbAlc 组分为主,红细胞在血液循环中的平均寿命约为 120 天,HbAlc 在总血红蛋白中所占的比例能反映取血前8～12 周的平均血糖水平,与点值血糖相互补充,作为血糖控制的监测指标,并已经成为判断糖尿病控制的金标准。HbAlc 应采用亲和色谱或高效液相色谱法测定,正常值为 4%～6%。HbAlc 能否作为糖尿病的诊断依据正在研究中。

人血浆蛋白(主要是白蛋白)与葡萄糖化合,产生果糖胺(fructosamine, FA)。血清白蛋白在血中的浓度相对稳定,半衰期 19 天,测定 FA 可反映近 2～3 周的平均血糖水平。当血清白蛋白为 50 g/L 时,FA 正常值为 1.5～2.4 mmol/L。FA 测定一般不作为糖尿病的诊断依据。近年用液态酶法测定糖化血清白蛋白(GA)单一成分,其稳定性好,受干扰因素小。

(五)葡萄糖耐量试验

1.口服葡萄糖耐量试验(OGTT)

血糖高于正常范围但又未达到糖尿病诊断标准者,需进行 OGTT。OGTT 应在不限制饮食(其中糖类摄入量不少于 150 g/d)和正常体力活动 2～3 天后的清晨(上午)进行,应避免使用影响糖代谢的药物,试验前禁食至少 8～14 小时,其间可以饮水。取空腹血标本后,受试者饮用含有 75 g 葡萄糖粉(或含 1 个水分子的葡萄糖 82.5 g)的液体 250～300 mL,5 分钟内饮完;儿童按每千克体重 1.75 g 葡萄糖服用,总量不超过 75 g。在服糖后 2 小时采取血标本测定血浆葡萄糖。

2.静脉注射葡萄糖耐量试验

只适用于胃切除术后、胃空肠吻合术后、吸收不良综合征者和有胃肠功能紊乱者。葡萄糖的负荷量为 0.5 g/kg 标准体重,配成 50% 溶液,在 2～4 分钟内静脉注射完毕。注射前采血,然后从开始注射算起,每 30 分钟取血一次,共 2～3 小时;或从开始注射到注射完毕之间的任何时间作为起点,每 5～10 分钟从静脉或取毛细血管血,共 50～60 分钟。将 10～15 分钟到 50～60 分钟的血糖对数值绘于半对数表上,以横坐标为时间,计算从某血糖数值下降到其半数值的时间 ($t_{1/2}$)。该方法以 K 值代表每分钟血糖下降的百分数作为糖尿病的诊断标准。K 值 = $(0.693/t_{1/2} \times 100\%)$/分钟。正常人 K = 1.2。50 岁以下者若 K 值 < 0.9 则可诊断为糖尿病,若在 0.9～1.1 之间则为 IGT。K 值受血胰岛素水平、肝糖输出率和外周组织糖利用率的影响,故少数正常人的 K 值也可降低。正常人的血糖高峰出现于注射完毕时,一般为 11.1～13.88 mmol/L(200～250 mg/dL),120 分内降至正常范围。2 小时血糖仍 > 7.8 mmol/L 为异常。

(六)OGTT-胰岛素(或 C 肽)释放试验

胰岛素的分泌形式有两种,在无外来因素干扰情况下,空腹状态时的胰岛素分泌称为基础分泌,各种刺激诱发的胰岛素分泌称为刺激后分泌,并分为早相分泌(1 相分泌)和晚相分泌(2 相分泌)两个部分。葡萄糖是最强的胰岛素分泌刺激物。在 OGTT 同时测定血浆胰岛素和(或)C 肽,能了解胰岛 B 细胞功能,有助于糖尿病的分型、病情判断及治疗指导。正常人基础血浆胰岛素为 5～20 mU/L,口服葡萄糖后 30～60 分钟上升至峰值(可为基础值的 5～10 倍,多数为 50～100 mU/L),3 小时后降至基础水平。1 型糖尿病的胰岛素基础值常为 0～5 mU/L,葡萄糖刺激后无明显增加,呈低平曲线。2 型糖尿病的胰岛素早相分泌受损,当空腹血糖 < 7.8 mmol/L 时,其晚相分泌(2～3 小时)的绝对值高于正常,但就相应的高血糖而言仍属降低;血糖 > 7.8 mmol/L时,随着空腹血糖的升高,晚相分泌的量逐渐下降;当空腹血糖达 10～11 mmol/L 时,胰岛素分泌显著缺乏。该试验的采血时间点为空腹及服糖后 30 分钟、1 小时、2 小时和3 小时。

C 肽和胰岛素以等分子量由胰岛 B 细胞生成和释放,胰岛素经门静脉进入肝脏,其中 40%～50% 在肝内被降解,未被降解的胰岛素进入体循环,半衰期 5～6 分钟。肝脏摄取 C 肽很少(< 10%),因为其半衰期长(10～13.5 分钟),外周血的 C 肽摩尔浓度为胰岛素的 5～10 倍。正常人基础血浆 C 肽水平约为

500 pmol/L,不受外源性胰岛素的影响,能较准确地反映 B 细胞功能。OGTT-C-肽释放曲线下面积可代表 B 细胞分泌胰岛素的量,而胰岛素释放曲线下面积只代表经肝脏进入体循环的胰岛素量,两者之差为肝脏摄取胰岛素的量。

(七)脂质组分和尿白蛋白排泄率测定

糖尿病常伴有脂质代谢紊乱,血浆总胆固醇、低密度脂蛋白-胆固醇、高密度脂蛋白-胆固醇和甘油三酯应列为常规检测项目,并定期复查,作为判断病情控制情况及饮食和调脂治疗的依据。尿白蛋白排泄率也应列为常规,以便早期发现糖尿病肾病。

(八)自身免疫抗体测定

1 型糖尿病患者抗谷氨酸脱羧酶抗体(GADA)、胰岛细胞抗体(ICA)、胰岛素抗体(IAA)可呈阳性,早期阳性率高,对诊断有帮助。随着病程延长阳性率逐渐降低。在一级亲属如上述抗体阳性对预测糖尿病发病有一定的价值。

七、诊断和鉴别诊断

(一)糖尿病和糖尿病前期的诊断标准

首先需确定是否患有糖尿病,然后进行糖尿病分类,并对有无并发症、合并症及伴发疾病作出判定。一般根据 WHO 标准诊断糖尿病。

空腹或餐后血糖水平是一个连续分布的变量指标,可能存在一个大致的切点。血糖高于此切点(空腹血糖≥7.0 mmol/L,或 OGTT 2 小时血糖≥11.1 mmol/L)者发生慢性并发症的风险陡然增加,糖尿病的诊断标准主要是根据血糖高于此切点人群视网膜病变显著增加的临床事实确定的。

空腹血糖、随机血糖及 OGTT 均可用于糖尿病诊断,必要时次日(伴有急性应激者除外)复查核实。空腹葡萄糖受损(impaired fasting glucose,IFG)和葡萄糖耐量减退(impaired glucose tolerance,IGT)是未达到糖尿病诊断标准的高血糖状态(糖尿病前期,pre-diabetes)。IFG 和 IGT 都是发生糖尿病和心血管病变的危险因素。研究证明,生活方式或药物干预能延缓其发展至糖尿病的速度。

(二)妊娠糖尿病的诊断标准

具有妊娠糖尿病高危因素的孕妇(明显肥胖、糖尿、既往 GDM 病史、异常孕产史和糖尿病家族史)应尽早监测血糖,如果 FPG≥7.0 mmol/L(126 mg/dL)和(或)随机血糖≥11.1 mmol/L(200 mg/dL)应在 2 周内重复测定。所有妊娠妇女应在妊娠 24～28 周内行 OGTT,可选用以下 2 种方法之一种。①一步法:进行 75 g OGTT 检测。②两步法:先行 50 g OGTT 进行初筛,服糖后 1 小时血糖高于 7.2 mmol/L(130 mg/dL)者再进行 75 g OGTT 检查。如血糖水平达到糖尿病或 IGT 标准即可诊断 GDM。妊娠糖尿病使用胰岛素者多数可在分娩后停用胰岛素(1 型糖尿病除外),分娩后血糖正常者应在产后 6 周行 75 g OGTT 检查,重新评估糖代谢情况并进行终身随访。

(三)鉴别诊断

1.与继发性和特异型糖尿病的鉴别

在糖尿病的鉴别诊断中,首先应排除继发性和特异型糖尿病:①弥漫性胰腺病变致 B 细胞广泛破坏引起的胰源性糖尿病;②肝脏疾病所致的肝源性糖尿病;③内分泌疾病(肢端肥大症、Cushing 综合征、胰高血糖素瘤、嗜铬细胞瘤、甲亢、生长抑素瘤)因拮抗胰岛素外周作用或因抑制胰岛素分泌(如生长抑素瘤、醛固酮瘤)而并发的糖尿病;④药物所致的糖尿病,其中以长期应用超生理量糖皮质激素(类固醇性糖尿病)多见;⑤各种应激和急性疾病伴随的高血糖症(应激性高血糖症)。详细询问病史、全面细致的体格检查,配合必要的实验室检查,一般不难鉴别。

2.1 型糖尿病与 2 型糖尿病的鉴别

LADA 是 1 型糖尿病的一个亚型。LADA 的临床表现酷似 2 型糖尿病,但其本质是自身免疫性 1 型糖尿病。目前尚无统一的 LADA 诊断标准,较公认的诊断要点是:①20 岁以后发病,发病时多尿、多饮、多食症状明显,体重下降迅速,BMI≤25,空腹血糖≥16.5 mmol/L;②空腹血浆 C 肽≤0.4 nmol/L,OGTT 1 小时和(或)2 小时 C 肽≤0.8 nmol/L,呈低平曲线;③抗谷氨酸脱羧酶抗体(GADA)阳性;④HLA-DQ B 链 57 位为非天冬氨酸纯合子。上述的①是基本临床特点,加上②、③、④中的任何一项就应诊断为 LADA。

3.黎明现象与低血糖后高血糖现象的鉴别

黎明现象是每天黎明后(清晨 5:00~8:00)出现的血糖升高现象。出现高血糖之前的午夜无低血糖,不存在低血糖后的高血糖反应。黎明现象的基本特点是清晨高血糖,血糖波动性增大。黎明时患者体内的升血糖激素(生长激素、糖皮质激素和儿茶酚胺等)分泌增加,血糖随之升高。该时段机体对血糖的利用率最低,使血糖进一步升高,从而引发清晨高血糖。正常人和糖尿病患者均有黎明现象,糖尿病患者的黎明现象更明显,提示患者的血糖控制不良。

虽然黎明现象与低血糖后高血糖现象(苏木杰反应)均表现为清晨空腹血糖升高,但两者的病因和机制不同,处理刚好相反,故需仔细鉴别。若单凭症状难以区别,可以通过自我监测凌晨0:00~4:00 的2~3 次血糖识别。如监测到的血糖偏低或低于正常值,或先出现低血糖,随后出现高血糖,则为苏木杰反应;如监测到的血糖升高或几次血糖值一直平稳,则为黎明现象。

八、治疗

(一)治疗目标和控制指标

1.治疗目标

糖尿病治疗的目标:①纠正代谢紊乱,消除糖尿病症状,维持良好的营养状况及正常的生活质量与工作能力,保障儿童的正常生长发育;②防止发生糖尿病急性代谢紊乱;③预防和延缓慢性并发症的发生与发展。为达到上述目标,糖尿病的治疗强调早期治疗、长期治疗、综合治疗和措施个体化的基本原则。

资料表明,2型糖尿病是一种渐进性疾病。随着研究的继续深入,对2型糖尿病的治疗目标有了新的认识,在继续强调严格控制血糖的基础上,全面控制代谢紊乱和慢性并发症,保护B细胞功能,延缓疾病的进展已经成为新的长期目标。

2.病情控制生化指标

目前尚无统一的糖尿病控制生化指标。糖尿病综合防治主要包括5个方面,即糖尿病教育、饮食治疗、体育锻炼、药物治疗(口服降糖药、胰岛素等)和血糖监测。

(二)糖尿病教育

糖尿病需终身治疗,其治疗效果在很大程度上取决于患者的主动性和病情程度。糖尿病教育的内容包括对医疗保健人员和患者及其家属的宣传教育,提高医务人员的综合防治水平,将科学的糖尿病知识、自我保健技能深入浅出的传授给患者,使患者了解治不达标的危害性,只要医患长期密切合作,可以达到正常的生活质量。

糖尿病教育应贯穿于糖尿病诊治的整个过程,其内容包括糖尿病基础知识、心理卫生、饮食治疗、运动治疗、药物治疗、自我血糖监测及自我保健等。对糖尿病患者来说,应通过教育达到下列目的:①认识自己所患糖尿病的类型及其并发症;②正确掌握饮食治疗和调整食谱的基本技能;③认识控制不良的严重后果及其控制的重要性;④能自行观察病情,自我监测血糖、尿糖,并能初步调整饮食和药物;⑤能自己注射胰岛素,并初步调整用量;⑥能识别、预防和及时处理低血糖;⑦能主动与医务人员配合,病情变化时能及时复诊,并按要求定期复查。

(三)饮食治疗

饮食治疗是糖尿病治疗的基础,应严格和长期执行。1型糖尿病患者在合适的总热量、食物成分、规律的餐次等要求的基础上,配合胰岛素治疗,有利于控制高血糖和防止低血糖。2 型糖尿病患者,尤其是超重或肥胖者,饮食治疗有利于减轻体重,改善高血糖、脂代谢紊乱、高血压和胰岛素抵抗,减少降糖药物的用量。

1.制定每日总热量

首先按性别、年龄和身高查表或计算理想体重,理想体重(kg)＝身高(cm)－105;然后根据理想体重和工作性质,参考原来的生活习惯,计算每日所需的总热量。成人卧床休息状态每日每千克理想体重给予热量 105～126 kJ,轻体力劳动 126～146 kJ,中度体力劳动 146～167 kJ,重体力劳动 167 kJ 以上。青少年、孕妇、哺乳、营养不良和消瘦及伴有消耗性疾病时应酌情增加,肥胖者酌减,使体重逐渐控制在理想体重的±5％范围内。

2.营养素的热量分配

糖类摄入量通常应占总热量的 50％～60％,提倡食用粗制米、面和一定量杂粮,忌食蔗糖、葡萄糖、蜜糖及其制品(各种糖果、甜糕点及含糖软饮料等)。脂肪的摄入量要严格限制在总热量的 20％～30％,其中饱和脂肪酸＜10％,单不饱和脂肪酸应尽量达到 10％～15％,其余由多不饱和脂肪酸补充。限制食物的脂肪量,少食动物脂肪,尽量用植物油代替;如已有高胆固醇血症,还应限制胆固醇的摄入量(＜300 mg/d),忌食蛋黄、动物内脏及奶酪等。

一般糖尿病患者(无肾病及特殊需要者)每日蛋白质的摄入量应占总热量的 15％～20％(每日每千克理想体重 0.8～1.2 g),其中动物蛋白占 1/3。临床糖尿病肾病(大量蛋白尿)者应减少蛋白质的摄入量(每日每千克理想体重 0.8 g 以下)。生长发育期的青少年、妊娠或哺乳、营养不良和伴消耗疾病者的蛋白质摄入量可适当增加。

3.制定食谱

每日总热量及营养素组成确定后,根据各种食物的产热量确定食谱。每克糖类和蛋白质产热 16.8 kJ,每克脂肪产热 37.8 kJ。根据生活习惯、病情和药物治疗的需要,可按每日 3 餐分配为 1/5、2/5、2/5 或 1/3、1/3、l/3;也可按 4 餐分配为 1/7、2/7、2/7、2/7。

4.特殊需要与特殊要求

(1)营养素:健康状况良好且膳食多样化的糖尿病患者很少发生维生素与矿物质缺乏。下列情况应予适量补充:①成人每日摄入总热量＜5 040 kJ 易发生铁和叶酸缺乏;②素食者常缺乏维生素 B_{12}、钙、铁、锌和核黄酸;③血糖控制不佳者易发生水溶性维生素及矿物质的过量丢失;④妊娠或哺乳期对铁、锌、钙和叶酸的需要量增加;⑤药物利尿和慢性肾病可致镁缺乏。

(2)食物纤维:食物粗纤维不被小肠消化吸收但能满足饱感,有助于减食减重;能延缓糖类和脂肪的吸收,可溶性食物纤维(谷物、麦片、豆类中含量较多)能吸附肠道胆固醇,延缓糖类吸收,有助于降低血糖和血胆固醇。

(3)食盐和饮酒:一般每日的食盐摄入量不应超过 6 g,伴肾病或高血压者应 <3 g。糖尿病患者可适量饮酒,一般不超过 1~2 份标准量/日(一份标准量的啤酒 285 mL,清淡啤酒 375 mL,红酒 100 mL,白酒 30 mL,各约含乙醇 10 g)。禁忌大量饮酒,因可诱发酮症酸中毒和低血糖症。

在实施过程中,应根据实际效果和病情变化做必要的饮食调整。

(四)运动疗法

运动疗法能协助血糖控制,提高胰岛素敏感性。应进行有规律的运动,每次 30~60 分钟,每天一次或每周 5 次。活动强度应达到有氧代谢的水平,即约为最大耗氧量(VO_2max)的 60%,可用运动时脉率进行估算(运动时耗氧量为 VO_2max 的 60% 时脉率=170-年龄)。

运动前应仔细检查有无糖尿病并发症,在医务人员的指导下制定运动方案。糖尿病运动的适应证:①2 型糖尿病血糖在 16.7 mmol/L 以下者,尤其是肥胖者;②1 型糖尿病病情稳定者宜于餐后运动,时间不宜过长。

有下列情况时,不宜进行剧烈体育锻炼:①1 型糖尿病情未稳定或伴有严重慢性并发症;②合并严重糖尿病肾病;③伴严重高血压或缺血性心脏病;④伴有增殖性视网膜病变;⑤糖尿病足;⑥脑动脉硬化、严重骨质疏松或机体平衡功能障碍者。

对不能主动进行体育活动者,应由他人协助,进行必要的被动锻炼。

(五)口服降糖药治疗

目前,临床应用的口服降糖药主要有六大类,即磺胺类(SU)、双胍类、噻唑烷二酮类(TZD)、非磺胺类促胰岛素分泌剂、葡萄糖苷酶抑制剂及其他口服降糖药。

1.磺胺类

(1)药理机制:主要是刺激胰岛 B 细胞分泌胰岛素。SU 与胰岛 B 细胞表面的特异受体(SUR)结合,抑制细胞膜 ATP 敏感性 K^+ 通道($ATP-K^+$),使之关闭,随着细胞内 K^+ 浓度升高,依次发生胞膜去极化、膜电压依赖性 Ca^{2+} 通道开放、胞外 Ca^{2+} 进入细胞、B 细胞内 Ca^{2+} 浓度增高并刺激胰岛素分泌。SU 还抑制磷酸二酯酶(cAMP 降解酶)活性,升高细胞内 cAMP 水平,使 B 细胞内游离钙进一步升高。因此,SU 的降糖作用有赖于尚存在功能 B 细胞的数量(30％以上)。SU 本身是否有胰腺外降糖作用,意见不一。

(2)适应证与用法:①饮食治疗和体育锻炼不能使血糖获得良好控制的2 型糖尿病;②肥胖 2 型糖尿病应用双胍类等药物治疗后血糖控制仍不满意或因胃肠道反应不能耐受者;③SU 继发性失效后可与胰岛素联合治疗,不必停用 SU。SU 应在餐前半小时服用。

(3)禁忌证:①1 型糖尿病;②2 型糖尿病并严重感染、酮症酸中毒、高渗性高血糖状态等,围术期应暂停 SU,改为胰岛素治疗;③合并严重慢性并发症或伴肝、肾功能不全时;④妊娠期和哺乳期糖尿病。⑤原发性和继发性 SU 失效。

(4)SU 失效与不良反应:第一代 SU 以甲苯磺丁脲和氯磺丙脲为代表;第二代主要有格列本脲、格列齐特、格列吡嗪、格列喹酮和格列本脲。近年的趋势是选用第二代 SU,减少口服次数可提高患者的依从性。从小剂量开始,必要时根据血糖,每周增加一次剂量,直到取得良好效果。不同个体所需的剂量不同,但不应超过最大剂量。各种 SU 不能联合应用。

以前未使用过 SU,本次接受足量或次足量连续治疗一个月,空腹血糖仍高于 10 mmol/L(180 mg/dL)时称为原发性 SU 失效,约占治疗患者的 5％,多见于胰岛 B 细胞储备功能低下者,此时可加用双胍类,或其他口服降糖药,或胰岛素治疗。SU 治疗已取得良好疗效,但经过一段时间(一个月以上,多数一年以上)后疗效逐渐减弱,需加大剂量,直至服用足量或次足量仍不能满意血糖控制时,称继发性失效,年发生率为 5％～10％。发生继发性失效后,应重新审查适应证及可能存在的可消除性诱因(如应激、饮食治疗依从性、药物服用方法等),并予以纠正;经处理后血糖仍未得到良好控制,可联用其他降糖药或胰岛素治疗。

SU 的主要不良反应是低血糖,一般与剂量过大、饮食配合不妥、使用长效制剂或同时应用增强 SU 降糖作用的药物有关。另一不良反应是体重增加。此外,可出现恶心、呕吐、消化不良、皮肤瘙痒、皮疹和光敏性皮炎等,如症状轻微,多可耐受;如症状逐渐加重,或发生严重肝损害、粒细胞缺乏、再生障碍性贫血、溶血性贫血、血小板减少性紫癜等明显毒副作用时,应立即停药,并给予相应处理。

(5)注意事项:避免与其他药物的相互作用,有些药物(水杨酸制剂、磺胺类药物、保泰松、氯霉素、胍乙啶、利舍平、β 肾上腺素能拮抗剂、单胺氧化酶抑制剂等)可减弱糖异生或降低 SU 与血浆蛋白结合、或降低 SU 的肝代谢与肾排泄,增强 SU 的降糖效应;另一些药物(噻嗪类利尿药、呋塞米、依他尼酸、糖皮质激素、雌激素、钙拮抗剂、苯妥英钠、苯巴比妥等)因抑制胰岛素释放、拮抗胰岛素作用、促进 SU 肝降解,可降低 SU 的降糖作用。

2.双胍类

(1)药理作用:通过肝细胞膜 G 蛋白恢复胰岛素对腺苷环化酶的抑制,减少肝糖异生及肝糖输出,促进无氧糖酵解,增加骨骼肌等组织摄取和利用葡萄糖,抑制或延缓胃肠道葡萄糖吸收,改善糖代谢。此外,还具有增加纤溶、抑制 PAI-1、改善血脂谱等作用。本类药物不降低正常血糖,单独应用时不会引起低血糖。

(2)适应证与用法:①超重或肥胖 2 型糖尿病;②与其他口服降糖药联合应用;③胰岛素治疗时(包括 1 型糖尿病)加用双胍类有助于稳定血糖,减少胰岛素用量。除 1 型糖尿病外,凡忌用 SU 的情况也是双胍类的忌用证;乳酸性酸中毒、严重缺氧、心力衰竭、严重肝肾疾病和哺乳期禁用。使用碘造影剂前后应暂停双胍类药物。

常用的药物有二甲双胍,每日剂量 500～2 500 mg,分 2～3 次口服;苯乙双胍易诱发乳酸酸中毒,现已少用,有些国家已禁用。

(3)不良反应:常见的不良反应是胃肠道症状,表现为口干、口苦、金属味、厌食、恶心、呕吐、腹泻等,进餐中服药或由小剂量开始可减轻。偶有变态反应,表现为皮肤红斑、荨麻疹等。双胍类药物最严重的不良反应是诱发乳酸性酸中毒,但使用二甲双胍者很少见。

3.噻唑烷二酮类

(1)药理作用:亦称胰岛素增敏剂,可增强胰岛素在外周组织的敏感性,减轻胰岛素抵抗,其疗效持久。药物进入靶细胞后与核受体结合,激活 PPAR-γ 核转录因子,可调控多种影响糖、脂代谢的基因转录,使胰岛素作用放大。

(2)适应证与用法:主要用于 2 型糖尿病,尤其适合于伴有明显胰岛素抵抗者。可单独或与其他口服降糖药、胰岛素联合应用,但不用于 1 型糖尿病、酮症酸中毒、严重和三级以上心力衰竭及 ALT>正常上限 2.5 倍者。现有本类药物两种:罗格列酮的起始剂量为 4 mg/d,最大剂量为 8 mg/d,一次或分次口服;吡格列酮的起始剂量为 15～30 mg/d,最大剂量为 45 mg/d。

(3)不良反应:常见的不良反应有水肿、体重增加、头痛、头晕、乏力、恶心和腹泻,以及贫血、心力衰竭和女性四肢远端骨折。本药可使绝经前无排卵型妇女恢复排卵,如不注意避孕则有妊娠可能。该作用对多囊卵巢综合征有效,但尚未列入国家的治疗指南。

4.葡萄糖苷酶抑制剂

(1)药理作用:在小肠黏膜刷状缘,α-葡萄糖苷酶抑制剂竞争性抑制葡萄糖淀粉酶、蔗糖酶、麦芽糖酶和异麦芽糖酶,抑制糖类分解,延缓葡萄糖和果糖吸收,可降低餐后血糖,但对乳糖酶无抑制作用,不影响乳糖的消化吸收。

(2)适应证与用法:可用于 2 型糖尿病,单独应用可降低餐后血糖和血浆胰岛素水平,与其他口服降糖药联合应用可提高疗效;对于 1 型糖尿病或胰岛素治疗的 2 型糖尿病患者,加用本药可改善血糖控制,减少胰岛素用量。阿卡波糖,起始剂量 25～50 mg,1 日 3 次,日最大剂量为300 mg;伏格列波糖,起始剂量 0.2 mg,1 日 3 次,日最大剂量为 0.9 mg。米格列醇用法和用量同阿卡波糖。进餐时嚼服。

(3)禁忌证:①对此药过敏或肠道炎症、溃疡、消化不良、疝等;②血肌酐 $>180\ \mu mol/L(2.0\ mg/dL)$;③肝硬化;④妊娠与哺乳期妇女(尚无应用经验);⑤合并感染、严重创伤或酮症酸中毒等。

(4)不良反应:主要的不良反应是腹胀、排气增加、腹痛、腹泻等。数周后,在小肠中、下段 α-葡萄糖苷酶被诱导,糖类在整段肠内逐渐吸收,上述消化道反应可减轻或消失。此类药物口服后很少被吸收,主要在肠道降解或以原形随大便排出。

5.非 SU 促胰岛素分泌剂

(1)瑞格列奈:为苯甲酸衍生物,与胰岛 B 细胞膜的特异蛋白结合,关闭钾通道而促进胰岛素分泌。口服后作用快,1 小时达峰后迅速下降,半衰期1 小时,4～6 小时清除,主要由胆汁经肠道排泄,8% 由尿排出;代谢产物无降糖活性,很少发生低血糖。起始剂量 0.5 mg,每日 3 次,饭前 0～30 分钟服用,最大日剂量 <16 mg。

(2)那格列奈:为苯丙氨酸衍生物,对 B 细胞有较高的组织选择性。吸收快,1 小时达峰,半衰期 1.5 小时。起始剂量 60～120 mg,每日 3 次,最大剂量 540 mg/d,餐前 0～30 分钟内服用。

6.其他口服降糖药

胰高血糖素样肽-1(GLP-1)类似物和二肽基肽酶Ⅳ(DDP-4)抑制剂抑制食欲,促进胰岛素分泌,抑制胰高血糖素分泌,减缓胃排空,降低血糖的作用明显而稳定,可单用或与其他口服降糖药合用。中医认为糖尿病是消渴症,可采用辨证施治法,与西药配合使用。对胰岛功能很差的患者不能单用中药。活血化瘀等中药防治糖尿病慢性并发症的疗效有待研究。

(六)胰岛素治疗

1.适应证

所有 1 型糖尿病和妊娠糖尿病应接受胰岛素治疗,其中 1 型糖尿病患者要求终身胰岛素治疗。2 型糖尿病患者发生下列情况时需用胰岛素治疗:①高渗性高血糖状态、乳酸性酸中毒、糖尿病酮症酸中毒或反复出现酮症;②血糖控制不良的增殖型视网膜病变;③神经病变导致严重腹泻与吸收不良综合征;④合并严重感染、创伤、手术、急性心肌梗死及脑血管意外等应激状态;⑤肝、肾功能不全和重症糖尿病肾病;⑥妊娠期及哺乳期;⑦磺胺类药物原发性和继发性失效;⑧显著消瘦的或某些新诊断的严重 2 型糖尿病,部分 2 型糖尿病患者用短期胰岛素强化治疗可明显改善 B 细胞功能,以后对口服降糖药仍有良好反应。⑨同时患有需用糖皮质激素治疗的疾病;⑩某些特异性糖尿病(如坏死性胰腺炎)。

2.胰岛素制剂

(1)按作用快慢、持续时间和控制血糖的需要分类:按作用快慢和持续时间,胰岛素制剂分为短效、中效、长效 3 类;根据控制血糖需要分为不同比例的短、中效的预混胰岛素制剂。近年来,又研制出短效和长效人胰岛素类似物制剂。赖脯胰岛素是将人胰岛素 B 链 28 位脯氨酸与 29 位赖氨酸对换;门冬胰岛素是将胰岛素 B 链 28 位脯氨酸换成门冬氨酸。重新组成的短效胰岛素类似物不像人胰岛素那样容易形成六聚体结晶,注射后吸收快,1 小时达峰值;其代谢亦快,6 小时降至基础水平。长效人胰岛素类似物甘精胰岛素是将人胰岛素 A21 位门冬酰胺换成甘氨酸、B30 位增加 2 个精氨酸,从而改变了胰岛素的等电点,使其在中性环境中沉淀,酸性环境中溶解,从而延缓吸收。地特胰岛素是在 B29 位增加 14-烷酰基后形成的胰岛素类似物,可与血浆白蛋白结合而免受降解,故半衰期显著延长。

短效胰岛素有普通胰岛素、单峰中性胰岛素和生物合成的人胰岛素。中效胰岛素有中性精蛋白锌胰岛素、单峰中效胰岛素和中性低精蛋白锌人胰岛素。长效胰岛素有精蛋白锌胰岛素、特慢胰岛素锌悬液和单峰 PZI。预混入胰岛素制剂中,短效胰岛素分别有占 30% 或 50% 的制剂。

(2)按制剂组分和分子结构分类:按分子结构分为猪、牛、人胰岛素和胰岛素类似物。按纯度分为普通、单峰和单组分胰岛素。从猪和牛胰腺提取的胰岛素经凝胶过滤处理,可得到 3 个峰,a 峰和 b 峰共占 5%,含有胰高血糖素、胰多肽、胰岛素多聚体、胰岛素原及其裂解产物,是胰岛素制剂致敏和抗原性的主要来源;c 峰占 95%,主要是胰岛素和与胰岛素分子量近似的微量杂质。猪和牛胰岛素与人胰岛素的分子结构略有差别,可产生交叉免疫反应。层析分离技术能将大分子不纯物质(a 峰和 b 峰)去除,得到单峰高纯度胰岛素,其纯度可达 10 ppm(每百万容量中所含杂质量)。人胰岛素可由半人工合成或重组 DNA 生物合成技术生产,其纯度<1 ppm,称为单组分胰岛素。

胰岛素制剂不能冰冻,在 2～8 ℃下可保存两年,正在使用的胰岛素置于 25 ℃室温可保存一个月。常用的制剂规格有每瓶 400 U/10 mL、1 000 U/10 mL 和每瓶 300 U/3 mL(胰岛素注射笔专用)3 种。

3.使用方法和剂量调节

影响胰岛素疗效的因素很多,但维持胰岛素最佳疗效和尽量减少低血糖反应的基础条件是有效的一般治疗、运动治疗和饮食治疗。此外,胰岛素制剂的类型、种类、注射部位、注射技术、胰岛素抗体及个体差异均可影响胰岛素的起效时间、作用强度及作用持续时间。腹壁注射起效最快,其次为上臂、大腿和臀部。

(1)使用方法:一般有基础胰岛素治疗、多次胰岛素注射治疗和胰岛素泵治疗三种方法。

每日基础胰岛素治疗:在维持原口服降糖药药量的基础上,加睡前注射一次中效胰岛素或长效胰岛素类似物,起始量一般为 10 U/d,逐渐加量,日最大量不超过 0.7 U/kg。大多数患者的空腹血糖可达到满意控制,也可改善口服药的反应,逐渐使日间的血糖达到良好控制。如联合治疗不能满意控制餐后血糖,应改为每日多次注射治疗。

每日多次胰岛素注射治疗:①中效胰岛素或长效胰岛素类似物于睡前皮下一次注射,加餐前注射 1～3 次短效胰岛素,多数患者的血糖能得到满意控制。②早、晚餐前各注射一次混合胰岛素,部分患者能达到控制全天血糖的目的。一般常用中效和短效混合制剂,二者的比例和每日的总剂量因人而异,可用预混制剂或临时配制混合。早、晚的剂量大致相等或早餐前用量约占日总量的 2/3。

胰岛素泵治疗:胰岛素泵模拟人体自身胰岛素分泌模式给药,使血糖控制得更为理想。植入型胰岛素输注泵将胰岛素注射到腹腔内,较皮下持续输注胰岛素(CSII)泵释放的胰岛素吸收更符合生理需要,其应用前景可能更好。

(2)剂量调节:胰岛素治疗应由小剂量开始,根据血糖测定结果,每 3～5 天调整剂量一次,直到取得最佳疗效。对于需要从静脉补充葡萄糖的糖尿病患者,可按每 2～5 g 葡萄糖加 1 U 短效胰岛素的比例给药,但因个体差异大,必须监测血糖,随时调整剂量。

4.抗药性和不良反应

(1)胰岛素抗药性:胰岛素制剂有种属差异,异种胰岛素具有免疫原性。人体多次接受动物胰岛素注射一个月可出现抗胰岛素抗体,又因靶细胞胰岛素受体及受体后缺陷以及胰岛素受体抗体等因素,极少数患者可发生胰岛素抗药性,即在无酮症酸中毒和无拮抗胰岛素因素存在的情况下,连续3天每日胰岛素需要量超过200 U。此时应改用人胰岛素制剂或胰岛素类似物,必要时使用糖皮质激素(如泼尼松40~60 mg/d)。经适当治疗数日后,胰岛素抗药性可消失。

胰岛素变态反应(由 IgE 引发)有局部反应和全身反应两种情况。局部反应表现为注射部位瘙痒、荨麻疹或脂肪营养不良(皮下脂肪萎缩或增生);全身反应以荨麻疹、神经血管性水肿和过敏性休克为特征。处理措施包括更换胰岛素制剂或更换不同厂家生产的胰岛素,同时应用抗组胺药和糖皮质激素,必要时考虑脱敏疗法。严重变态反应者应立即停用胰岛素,并按过敏性休克进行抢救。

(2)不良反应:胰岛素的主要不良反应是低血糖症,与剂量过大和(或)饮食失调有关,多见于1型糖尿病患者,但应注意识别低血糖后高血糖和无知觉性低血糖。胰岛素治疗初期可因钠潴留而发生水肿,大多可自行缓解,严重者可短期使用利尿剂。部分患者在胰岛素治疗后出现视力模糊,此为晶体屈光度改变所致,多数于数周内逐渐恢复。另一主要不良反应是体重增加。发生后可采用体育运动和节食予以控制。

(七)胰腺和胰岛细胞移植

胰腺(胰腺节段或全胰腺)移植若获成功,可使糖尿病获得"治愈",合并肾功能不全者是胰-肾联合移植的适应证。胰岛细胞移植和干细胞移植尚处在研究阶段,有待充分的临床证据证实其有效性和实用性。

(八)慢性并发症的治疗

糖尿病的各种慢性并发症重在预防,强调早期诊断和治疗,严格控制血糖是防治慢性并发症的基础。合并高血压时,血管紧张素转换酶抑制剂(1型糖尿病)、血管紧张素Ⅱ受体拮抗剂(2型糖尿病)可作为首选药物,常需要联合其他降压药。血脂谱异常者以总胆固醇、LDL-C增高为主时,宜选 3-羟 3-甲基戊二酰辅酶 A 还原酶抑制剂(他汀类),以甘油三酯升高为主者可使用贝特类药物。

糖尿病肾病患者应适当限制蛋白质的摄入量、严格控制血压、预防和治疗尿路感染;终末期肾病可选择透析治疗、肾或胰-肾联合移植。激光治疗是增殖型视网膜病变的首选疗法,光凝使微血管瘤、血管渗透、新生血管等病变凝固封闭,预防出血,使未受累的视网膜得到较多的血流灌注,能起到保护视力和防止病情发展的作用。

(九)糖尿病合并妊娠的治疗

满意控制妊娠期间的血糖,对确保母婴安全至关重要。育龄糖尿病妇女在计划怀孕前,应开始接受强化胰岛素治疗,直到妊娠结束。饮食治疗的原则与非妊娠糖尿病患者基本相同,总热量约为每日每千克体重 160 kJ,妊娠期间的体重增加宜在 12 kg 以内;糖类的摄取量为每日 200～300 g,蛋白质每日每千克理想体重 1.5～2.0 g。一般选用人胰岛素制剂或速效胰岛素类似物,禁用口服降糖药。36 周前早产婴儿的存活率低,38 周后胎儿宫内病死率高,故宜在妊娠 32～36 周住院治疗,直到分娩。住院期间应做好监护,必要时行引产或剖宫产。绝大多数妊娠糖尿病患者在分娩后可停用胰岛素。

第四节 老年脂质代谢紊乱

老年医学研究的目的是防止老年人过早衰老,预防和治疗老年疾病,维持老年人身心健康,并为老年人提供充分的社会照顾,使他们健康长寿。目前,对人类健康最大的危害是慢性非传染性疾病,如心血管病、恶性肿瘤、慢性阻塞性肺疾病等;而对于老年人的最大威胁是动脉粥样硬化性疾病导致的冠心病、缺血性脑卒中、下肢血管疾病、肾动脉狭窄等。动脉粥样硬化是一种慢性进展性疾病,危险因素相当复杂,其中血脂异常是非常重要的危险因素之一。无论是冠心病及其危症还是具有多重危险因素的高危患者,积极有效的调脂治疗减慢降低心血管事件的发生及进展。然而,在临床实践中许多具有心血管病高危因素、甚至于已患冠心病及其等危症的患者并未得到有效的调脂治疗,在老年人群尤为突出。因此,充分重视并积极干预老年人群的血脂异常,对提高心血管病的防治具有重要意义。

一、老年人血脂代谢异常的特点及临床意义

按照 1997 年我国"血脂异常防治对策专题组"的诊断标准,对 2002 年《中国居民营养与健康状况调查》18 岁及以上人群的结果显示,目前我国血脂异常患病率为 18.6%,患病人数大约有 1.6 亿人,其中 70% 左右为 ≥60 岁的老年人。虽

然随着年龄的增长,血脂呈逐渐下降趋势,但血脂异常对心血管系统的危害性并未因此而减少。在这次调查中还进一步证实了我国人群血脂异常是以血清甘油三酯(TG)升高及高密度脂蛋白-胆固醇(HDL-C)降低为主的血脂谱。

血脂水平随年龄而有规律发生变化,一般在 20~60 岁受年龄影响较大,60 岁以后变动幅度较小。血清总胆固醇(TC)与低密度脂蛋白-胆固醇(LDL-C)水平在成年以后随年龄而上升,高峰往往在 60~70 岁,以后逐渐下降。在相同的生活条件下,在 50 岁以前,男性血清 TC 和 LDL-C 水平高于女性,50 岁以后则逐渐女性高于男性。老年男子血清 TC 和 LDL-C 比青年期约高 30%,女性由于更年期血清 TC 及 LDL-C 上升幅度比男性大,故老年女性的血清 TC 和 LDL-C 比青年期高约 40%以上。我国男性血清 HDL-C 在青春发育期下降后就始终低于女性,直至老年。成年以后血清 HDL-C 水平基本稳定不变,但存在着种族差异。血清 TG 随年龄变化不如 TC 有规律。目前我国中老年男、女性的血清 TG 平均水平(以总甘油三酯计)为 1.5~1.6 mmol/L(106~142 mg/dL)。通过观察大批资料发现,血脂的个体生物学变异也很大,但血脂高的人总是在高水平内波动,而低的总是偏低。血脂的生物学变异在不同年龄组间相似。使用统一的血脂异常诊断标准和治疗目标时需考虑到个体内变异的存在,并通过一定的措施将个体内变异降低至适当水平,否则将有可能作出错误的临床诊断。

老年人血脂异常的高患病率,必然带来心血管疾病的高发病率。有一组老年人血脂与冠心病的长期随访研究分析,共纳入以男性为主(男:女=92:8)的研究对象 1 211 例,平均年龄 82 岁(50~102 岁,其中 75 岁以上者占 72.6%),平均随访(11.2±3.7)年。血脂水平诊断标准是按照我国心血管病专家制订的《血脂异常防治建议》判断,血清 TC 和 TG 分别≥5.17 mmol/L(200 mg/dL)和1.69 mmol/L(150 mg/dL)为高值,TC≤3.36 mmol/L(130 mg/dL)及 HDL-C<1.03 mmol/L(40 mg/dL)为低值;每一个体血脂水平判定是根据多次测定的总趋势,大都为随访期前 5 年或 10 年的各项血脂均值,这样可以避免血脂偶尔增高或降低对分型的影响。该组患者血脂异常的特点是血清 TC 高者多于 TG,血脂异常者多达 2/3。不论有无疾病,血清 TC 与 LDL-C 略有偏高,多在临界范围;血清 TC 高峰值在 65~74 岁,不随年龄下降;血清 TG 在 70 岁以后下降较明显;血清 HDL-C 从 50 岁组到 90 岁组基本不变。冠心病组与无心血管病的对照组比较,血清 LDL-C 在冠心病组较高(131 mg/dL vs .121 mg/dL,P<0.000 1),HDL-C 在冠心病组低于对照组(44 mg/dL vs .50 mg/dL,P<0.000 1),TG 在两组间无明显差异(P=0.07),冠心病患者血清 TC 高者多于 TG。分析结果显示:

①血脂水平与心肌梗死死亡及发病相关,15年中累计死亡397例(32.8%);将血脂按TC、TG高低分为两组,高脂血症组的总死亡率(31.6%)略低于血脂正常组(35.3%);冠心病死亡在高脂血症组(8.9%)明显高于血脂正常组(4.4%);比较两组急性心肌梗死(AMI)发病例数也是高脂血症组(20.9%)高于对照组(11.4%),两组中AMI死亡率则高脂血症组明显升高;如果包括AMI存活者,高脂血症组更为多见,可见高脂血症仍是增加老年人(甚至80岁以上的高龄老人)心肌梗死与冠心病死亡率的主要危险因素。②从血清HDL-C水平与冠心病的关系分析结果可见,血脂在允许范围内时(指LDL-C致病作用不强时),低血清HDL-C仍有明显致病作用;在血清TC、TG略高而HDL-C从低水平升至正常范围,可以减少AMI和冠心病死亡约50%,HDL-C从正常升至高水平时又可减少50%;在血脂正常组(指TC、TG都不高),HDL-C从低升至正常水平时,AMI和冠心病死亡可以减少77%左右,HDL-C高水平组未见死亡(例数太少),有极明显的统计学差异(X^2,$P<0.000\ 1$)。结论:高脂血症患者可以减少HDL对冠心病的防护作用;而在血脂不高时,HDL对冠心病的防护作用更明显。

由此可见,老年人血脂异常是需要积极治疗的。对于健康状况较好而血清TC(或LDL-C)偏高的老年冠心病患者是采用积极调脂治疗的对象。随着生活条件改善,寿命延长,老年期还可生存40余年,在这漫长的历程中,老年人群是动脉粥样硬化性疾病的好发群体,老年人冠状动脉完全没有病变者很少见,老年人动脉粥样硬化对冠状动脉的总负荷很高,且有多项冠心病危险因素的集聚,新发生冠心病事件和冠心病死亡要比中年时期的几率更多。据国外报道,有临床或亚临床冠心病的占2/3到3/4。对于这一好发动脉粥样硬化性疾病的老年群体,进行必要的异常血脂干预是有非常重要意义的。

二、老年人血脂代谢异常的病因及其发病机制

老年人血脂代谢异常的原因除了遗传因素、机体逐渐衰老因素外,环境因素更为重要。了解和避免导致老年人血脂代谢异常的环境因素,对维持老年人健康长寿及安度晚年非常重要。

(一)超重或肥胖

流行病学调查资料显示:超体重可使血清TC升高约0.65 mmol/L(25 mg/dL)。

老年人退休以后,生活安逸,劳作及活动减少,机体对能量的消耗下降,体重会增加。超重或肥胖导致体内胆固醇含量增加,促使体内胆固醇池扩大,抑制

LDL 受体的合成；又能使肝脏对载脂蛋白 B 的输出增加，促使更多 LDL 的生成。

(二)增龄效应

调查资料显示，健康老年人血清 TC 能增加大约 0.78 mmol/L(30 mg/dL)，原因可能是随着年龄增加，胆汁酸合成减少，使胆固醇随着胆汁的排泄能力下降，导致肝内胆固醇的含量增加，进一步抑制 LDL 受体的活性，使 LDL 代谢率降低。绝经后妇女血清 TC 升高，可能与体内雌激素水平降低有关，雌激素可增加 LDL 受体的活性，也可降低血清脂肪酶的活性，特别是肝脏的甘油三酯脂酶，从而阻碍了血液中乳糜微粒(CM)和极低密度脂蛋白(VLDL)的清除。美国的调查资料发现绝经后妇女血浆 TC 大约升高 0.52 mmol/L(20 mg/dL)。

(三)不良的生活方式

1.活动减少

由于老年人的身体健康状况或者体力衰退导致静坐时间增多。运动能增高脂蛋白脂酶活性，升高血清 HDL 尤其是 HDL_2 水平，并能降低肝脂酶的活性，促使外源性 TG 从血浆中清除。

2.不合理的饮食结构

一些老年人摄入过多含高胆固醇食物，每当胆固醇摄入增加 100 mg，血清 TC 可升高 0.038～0.073 mmol/L(1.47～2.81 mg/dL)；若饱和脂肪酸的摄入增多，超过总热量的 14％，可导致血清 TC 上升 0.52 mmol/L(20 mg/dL)，其中主要是 LDL。饱和脂肪酸可抑制胆固醇酯在肝内合成，促进调节性氧化类固醇形成及无活性的非酯化胆固醇转入活性池，降低 LDL 与 LDL 受体的亲和性和细胞表面 LDL 受体活性。糖类摄入过多可影响胰岛素分泌，加速肝脏 VLDL 合成而导致高甘油三酯血症。

3.过量饮酒

每周酒精摄入超过 500 g，可引起 VLDL 和 TG 升高。

4.吸烟

吸烟可使 CM 和 TG 升高，使 HDL-C 降低。

这些不良的生活习惯，均可导致血脂代谢异常。

(四)个体差异

机体对胆固醇的吸收、合成、肝脏胆汁的分泌以及体内对 LDL 分解代谢都存在差异，其原因可能与个体间某些遗传基因变异有关。有报道认为，载脂蛋白 E 的基因型和载脂蛋白 A_{IV} 多态性等都能影响个体间对食物胆固醇的吸收率。

(五)疾病导致血脂代谢异常

老年人常患有多种疾病,有些疾病可导致血脂代谢异常。常见的疾病如下。①糖尿病:尤其是2型糖尿病患者大约有40%伴有血脂代谢异常。由于胰岛素抵抗和高胰岛素血症,对脂蛋白脂酶的激活减弱而降低了脂解作用,导致血清TG升高,而HDL-C和Apo-A降低,TC和LDL-C也可轻度升高,但血清小而密低密度脂蛋白-胆固醇(sLDL-C)升高。②甲状腺功能减退症(甲减):甲减常合并血清TG升高,主要是肝脏甘油三酯酶活性减低,使VLDL的清除延缓,同时合并中间密度脂蛋白(IDL)产生过多;血清TC升高可能与甲状腺功能减退时肠道对胆固醇的吸收增加有关。甲状腺功能减退症的血脂异常与病情相关。③慢性肾脏病:肾病综合征主要表现为高胆固醇血症,也可有TG升高,这是因为VLDL和LDL的合成增加;也有认为可能是脂蛋白分解代谢减慢有关,血清TC升高的程度与血清白蛋白含量呈负相关,当血清白蛋白低于30 g/L时,可出现严重的高胆固醇血症。正在透析的患者,表现为血清TG和VLDL升高。肾移植应用免疫抑制剂的患者,可出现血清VLDL和TC升高。④高尿酸血症与痛风:大约有80%高尿酸血症患者伴TG升高。⑤脂肪肝:脂肪肝是指脂肪在肝脏内过多蓄积超过肝脏重量的5%或50%以上肝实质脂肪化。脂肪肝可引起血清TG及VLDL含量增高,多见IV型高脂蛋白血症。

此外,一些疾病与血脂异常密切相关。①胆囊炎、胆石症:随着高胆固醇食物摄入增多,胆汁中胆固醇浓度增加,如果达到了过饱和程度便会形成胆固醇性结石,胆石症又常常导致胆囊炎。因此,患有胆石症、胆囊炎的患者多伴有血脂异常。由于胆石症或胆囊肿瘤导致胆总管的阻塞可产生异常脂蛋白,血浆中大部分胆固醇为游离胆固醇而胆固醇酯很少,血磷脂明显降低;TG中度升高。②胰腺炎:重度TG升高(>5.6 mmol/L)时可导致急性胰腺炎的发作,而高甘油三酯血症也是慢性胰腺炎的诱因之一。

(六)药物引起血脂代谢异常

老年人常因患有多种疾病而服用多类药物,有些药物会导致血脂异常。如:长期服用钙通道阻滞剂会影响血清TC、LDL-C、HDL-C和TG水平。血管紧张素转换酶抑制剂能够降低血清TC和TG水平。利尿剂可使血清TC和TG升高。β受体阻滞剂连续服用2个月以上,可使血清TC和TG升高。α受体阻滞剂可使血清TC、TG和LDL-C升高等。

三、老年人血脂代谢异常的诊断

鉴于目前老年人群有关血脂代谢异常的研究资料较少,建议老年人血脂合适水平(表 5-1)、血脂代谢异常危险程度分层(表 5-2)和血脂控制水平(表 5-3)可参考《中国成人血脂异常防治指南》制订的标准执行。对于特殊血脂异常类型，如轻、中度 TG 升高[2.26～5.63 mmol/L(200～500 mg/dL)]，LDL-C 达标仍为主要目标，非 HDLC 达标为次要目标，即非 HDL-C＝TC－HDL-C，其目标值为 LDL-C 目标值 ＋ 0.78 mmol/L（30 mg/dL）；而重度高甘油三酯血症 [≥5.65 mmol/L(500 mg/dL)]为了防止急性胰腺炎发生，首先应用以降低 TG 为主的药物积极治疗以降低 TG。

表 5-1　血脂水平分层标准

分层	TC(mmol/L)	LDL-C(mmol/L)	HDL-C(mmol/L)
合适范围	＜5.18(200)	＜3.37(130)	≥1.04(40)
边缘升高	5.18～6.19(200～239)	3.37～4.12(130～159)	
升高	≥6.22(240)	≥4.14(160)	≥1.55(60)
降低			＜1.04(40)

注："()"内数字的单位是 mg/dL。

表 5-2　血脂异常危险分层方案

危险分层	TC5.18～6.19(mmol/L) 或 LDL-C 3.37～4.12(mmol/L)	TC≥6.22(mmol/L) 或 LDL-C≥4.14(mmol/L)
无高血压且其他危险因素＊数＜3	低危	低危
高血压或其他危险因素数≥3	低危	中危
高血压且其他危险因素数≥1	中危	高危
冠心病及其等危症	高危	高危

注：＊其他危险因素包括：年龄(男≥45 岁，女≥55 岁)、吸烟、低 HDL-C、肥胖和早发缺血性心血管病家族史。

表 5-3　血脂异常患者开始调脂治疗的 TC 和 LDL-C 值及其目标值 mmol/L(mg/dL)

危险等级	TLC 开始	药物治疗开始
低危：10 年危险性＜5％	TC≥6.22(240) LDL-C≥4.14(160)	TC≥6.99(270) LDL-C≥4.92(190)
中危：10 年危险性 5％～10％	TC≥5.18(200) LDL-C≥3.37(130)	TC≥6.22(240) LDL-C≥4.14(160)
高危：CHD 或 CHD 等危症，或 10 年危险性10％～15％	TC≥4.14(160) LDL-C≥2.59(100)	TC≥4.14(160) LDL-C≥2.59(100)
极高危：急性冠状动脉综合征，或缺血性心血管病合并糖尿病	TC≥3.11(120) LDL-C≥2.07(80)	TC≥4.14(160) LDL-C≥2.59(100)

血脂异常的诊断主要依靠血脂测定而确诊,但长期血脂异常的患者也可通过一些临床表现被发现。

(一)黄色瘤

由于真皮内集聚了吞噬脂质的巨噬细胞(泡沫细胞),黄色瘤是一种局限性皮肤隆起样病变,颜色可为黄色、橘黄色或棕红色,多呈结节状、丘疹状或斑块状。质地一般柔软。

根据黄色瘤的发生部位、形态可分为 6 种。①肌腱黄色瘤:发生在肌腱部位,黄色瘤与上皮粘连,边界清楚,常见于家族性高胆固醇血症患者。②掌纹黄色瘤:发生在手掌及手指间皱褶处,呈线条状扁平黄色瘤,常见于家族性异常 β 脂蛋白血症患者。③扁平黄色瘤又称睑黄色瘤:发生在眼睑周围。常见于各种血脂异常患者,也可发生在血脂正常者。④疹性黄色瘤:该种瘤呈丘疹状,橘黄色或棕黄色基底伴有炎症,有时累及口腔黏膜,主要见于长期 TG 升高患者。⑤结节疹性黄色瘤:好发生在肘部、四肢伸侧、臀部,皮损常在短期内成批出现,基底伴有炎症,有融合趋势。主要见于家族性异常 β 脂蛋白血症患者。⑥结节性黄色瘤:发展比较缓慢,好发于身体的伸侧,呈圆形结节,大小不一,边界清楚,早期质地柔软,后期由于纤维化质地变硬。主要见于家族性异常 β 脂蛋白血症和家族性高胆固醇血症患者。

(二)角膜弓

角膜弓又称为角膜环,如果发生在 40 岁以前者,多伴有血脂异常,多见于家族性高胆固醇血症患者,但特异性不强。

(三)脂血症性眼底病变

由于富含 TG 大颗粒脂蛋白沉积在眼底小动脉内引起光散射所致,常见于长期严重的 TG 升高伴有乳糜微粒血症[血浆 TG>11.29～22.58 mmol/L(1 000～2 000 mg/dL)]患者。

(四)游走性关节炎

游走性关节炎见于严重的高胆固醇血症,尤其是纯合子家族性高胆固醇血症患者。

(五)急性胰腺炎

急性胰腺炎多见于严重的高甘油三酯血症患者,血清 TG 多高于 5.6 mmol/L(500 mg/dL)。

诊断老年人血脂代谢异常注意事项:①需重视和分析老年人患有的全身系统性疾病及正在使用某些药物是否会导致的继发性血脂异常。②应根据有无冠心病及其危症(包括糖尿病,有临床表现的冠状动脉以外的动脉粥样硬化,如颈动脉疾病、缺血性脑卒中、短暂性脑缺血以及周围动脉疾病、腹主动脉瘤、非心源性栓塞的缺血性卒中等)、高血压及其他心血管病危险因素,结合血脂水平进行分层,便于指导治疗。

四、老年人血脂代谢异常的治疗

老年人是心血管疾病的易发和高发群体,若合并血脂代谢异常更应采取积极的干预措施。但老年人整个机体又是处于逐渐衰退的过程,各个组织器官也是处于正常生理功能的边缘状态,调脂治疗可能对器官功能造成不良影响。因此,对于老年人合并血脂异常是否需要治疗及其治疗的目标值一直存在着争议。近些年来通过循证医学证据,多数学者认为老年人合并血脂代谢异常同样需要治疗,但与非老年人的治疗措施有所不同。

(一)对老年个人身体健康状况进行评估

老年人身体处于逐渐衰退的过程,机体抵抗力差,易患多种疾病,患病后症状往往不典型。所以,在采取调脂治疗前必须对个体的身体状况进行评估。

对老年个人身体状况评估内容:①目前老年人身体的组织器官功能处于何种状况,功能属于健全、边缘、不全或衰竭状态;②自力生活能力;③目前是否合并心血管病的危险因素及其程度;④是否患有某些疾病,尤其是动脉粥样硬化性疾病,如高血压、冠心病、脑血管病、下肢血管疾病、肾动脉硬化等;⑤疾病的治疗情况,使用药物的种类、剂量、用法,用药的依从性等;⑥患者的预期寿命。

此外,还要考虑到对治疗措施的接受能力,与家庭成员的关系,个人及其家庭的经济状况,对接受治疗的经济承受能力等。

通过对老年人个体状况的评估,权衡各方面的利弊,为制订相应的调脂方案提供依据。

(二)调脂药物的选择及临床应用

通过对老年个体身体状况的评估作为参考,制订切合老年个体的调脂计划。

合并血脂代谢异常的老年人,在器官功能比较健全情况下,可以使用调脂药物,一般按常规剂量应用不需特别调整,但需定期进行临床随访以了解用药期间是否发生相关不良反应(如肌病、肌炎或肌溶解等的相应症状),并监测肝、肾功能。若老年患者的组织器官功能不全或已处于衰竭状态,预期寿命较短,血脂又不是太高的患者,可考虑暂时不需要治疗(已进行透析的患者除外)。当合并有血脂代谢异常的老年人肝、肾功能处于边缘状况而预期寿命又较长(一般

＞5年)的患者,可考虑调脂治疗,但药物剂量要适当减少,先试用常规治疗剂量的1/2,随后根据临床症状、疗效及随访肝、肾功能指标,若无异常可逐渐增加药物的剂量。

除了血清 TG 异常升高(TG＞5.65 mmol/L)外,老年患者调脂治疗的首要目标是降低血清 LDL-C,首选的调脂药物是他汀类。

老年人使用他汀类药物的有效性已由大量的循证医学证据所证实。4S 研究的老年亚组分析显示,共入选年龄≥65 岁有冠心病病史患者使用辛伐他汀的治疗组 1 156 例,安慰剂组 1 126 例,随访 5 年。治疗组总死亡率比安慰剂组降低 27%(P =0.009);冠心病事件危险降低 29%(P ＜0.001)。胆固醇和冠心病复发事件试验(CARE)老年亚组分析也显示,与安慰剂组比较,治疗组主要冠心病事件发生率在＜65 岁组下降 19%,≥65 岁人群下降 32%;冠心病死亡与安慰剂组比较,治疗组＜65 岁人群冠心病死亡率下降 11%,而≥65 岁人群下降 45%。通过 CARE 研究发现,老年人血浆 TC 在正常平均水平,普伐他汀仍能显著减少心血管事件发生的危险性,并证实老年人调脂治疗的获益度高于非老年人。LIPID 研究发现老年患者主要冠脉事件危险性降低 25%,首次展示了血浆 TC 处于基线水平的老年人降胆固醇治疗的益处。HPS 研究入选 80 岁以下各年龄段的人群,老年组使用辛伐他汀 40 mg/d 治疗随访 5 年,结果显示可减少心肌梗死、脑卒中、冠状动脉再血管化的发生率达 1/3 以上。PROSPERD 研究,选择了 5804 例年龄在 70～82 岁患者,服用普伐他汀 40 mg/d,平均随访 3.5 年,结果显示治疗组冠心病死亡、非致死性心肌梗死、致死性和非致死性脑卒中的联合终点事件降低 15%,其中冠心病死亡和非致死性心肌梗死减少 19%,冠心病死亡减少 24%。中国冠心病二级预防研究(CCSPS)老年亚组分析也证实了在东方人群进行血脂干预同样可取得更大的益处,主要终点事件(包括非致死性和致死性 AMI、冠心病、猝死及其他冠心病死亡)与对照组相比,危险性下降 45%(P＜0.001)。空军/德州冠状动脉粥样硬化预防研究(AFCAS/TexCAPS)是冠心病一级预防研究,研究结果显示,老年人首次急性冠状动脉事件发生率降低 32%,与非老年组降低 38%相似。以上研究结果均证实降低 TC 治疗对老年患者的心脑血管疾病防治的益处,为老年人使用他汀类药物提供了证据。

老年人应用他汀类药物还具有其他益处。①降低老年女性骨折发生率:体外和动物实验提示,他汀类可促进骨生长和增强骨强度。②降低老年痴呆症的发生率:英国的一项对照研究发现他汀类药物能使老年痴呆症的危险性减少 70%;美国的一项研究结果显示,服用洛伐他汀或普伐他汀者,阿尔茨海默病

(AD)患病率降低 69.9%,但是,服用辛伐他汀组 AD 的患病率未见降低。PROSPER 研究资料未显示普伐他汀对老年人认知功能的影响,也许和研究期限不够长有关。2004 年一项社区干预的前瞻性列队研究,选择了 2 356 例认知功能健全的老年人,并且采用了时间依从性的协同变量进行分析,结果显示他汀类药物的应用与老年痴呆症或者 AD 的发病率没有关系。因此,他汀类药物与老年痴呆症之间是否存在着因果关系,有待进一步研究。③心力衰竭:最近研究发现阿托伐他汀可作用于心力衰竭患者的反应性充血和凝血纤溶系统,短期治疗可影响内皮细胞和肝脏某些衍生物的表达。研究资料显示心力衰竭的老年患者可能从他汀类药物中获益。加拿大针对 66～85 岁最近诊断的心力衰竭住院患者进行的一项回顾性队列研究随访 7 年,结果显示他汀类药物治疗组的死亡率、急性心肌梗死、脑卒中发生均降低。但目前的研究由于不能控制所有与预后相关的危险因素,因此,需要更多的证据来证实心力衰竭患者是否能够从他汀类药物中获益。④老年黄斑变性:黄斑变性是导致老年人不可逆性视觉丧失的原因之一,应用他汀类药物能够显著降低心、脑血管疾病的发生和发展,延缓老年视觉功能的减退。

老年人使用他汀类药物的安全性也是医师及患者关注的焦点。为此医学界进行了大量的研究,如普伐他汀对缺血性心脏病的长期干预研究(LIPID)中,老年组虽然伴随的其他不良事件明显增多,但普伐他汀组不良事件的发生率并没有比安慰组明显增高。心脏保护研究(HPS)结果显示,老年组不良反应未见增加。PROSPER 的前瞻性研究结果显示,老年患者服用多种药物的同时服用普伐他汀,ALT、AST 升高和肌痛的发生率与安慰组相似,无一例发生横纹肌溶解。以上研究结果尽管显示了老年人应用他汀类药物的安全性,但老年人发生肌病的危险性可能增加,尤其是老年女性、糖尿病患者、手术后患者、肝病患者、肾病患者,或同时服用多种药物的患者。与他汀类药物相关的肌损害表现有肌痛、肌炎、肌无力伴肌酸激酶(CK)升高,重症者可发生横纹肌溶解及血清 CK 升高超过正常上限 10 倍,并可出现血肌酐升高,甚至出现肌红蛋白尿导致急性肾衰竭。他汀类肌损害的发生率为 0.3%～3.3%,而老年人群的发生率可能更高,可达0.8%～13.2%。他汀类药物的另一不良反应是肝毒性,有 0.5%～2%的患者出现转氨酶升高(大于正常上限 3 倍),且呈剂量依赖性;由于脂肪肝所致单项转氨酶升高,经过调脂治疗后其转氨酶可下降,甚至可恢复正常;转氨酶升高大于正常上限 3 倍时,他汀类药物应减量或停药;他汀类药物引起肝衰竭极为罕见。他汀类药物的其他不良反应还包括消化不良、恶心、腹泻、腹痛及头痛、失眠、抑郁、头晕等,也有个别患者可产生蛋白尿等。因此,应该密切观察,定期检测。

不论是 HPS、PROSPER 还是其他研究结果均显示,老年人应用他汀类药物和癌症的发病率和病死率与安慰组无显著差异。

由此可见,对于老年人的血脂代谢异常,在治疗的药物选择上与年轻人区别不大,但在药物的剂量上需考虑到老年人的特殊性,老年人常有肝、肾功能异常以及由于患有多种疾病而服用多种药物,需注意药物之间的相互作用。

(三)老年人调脂治疗的注意事项

(1)治疗老年血脂代谢异常需进行治疗性生活方式干预,包括合理的膳食结构、适当活动或运动以及减轻肥胖的体重,否则达不到调节异常血脂的目的。但是,老年人进行非药物治疗措施的实施中要根据个体的自身状况而定,一般不提倡过度的饮食限制和强度较大的活动或运动,也不要过快地减轻肥胖的体重;否则,可导致老年人机体的抵抗力和免疫力降低,自立能力下降或走路不稳引起跌倒,也易引发各种疾病的发生。改变不良的生活方式应成为治疗的一部分,单纯有效的饮食和运动等生活方式干预即可降低血浆 TC 7%～15%。

(2)基于相同剂量的他汀类药物可使老年患者的 LDL-C 多降低3%～5%的特点,老年人使用他汀类调脂药物时,应从小剂量开始;以后根据血脂水平再进一步调整用药剂量,以减少药物不良反应。

(3)老年人是易患多种疾病的群体。据调查,老年人平均患有 3.1 种疾病。老年人患有多种疾病,必然需要使用多种药物,平均用药 4.5 种,有些患者可高达20余种。WHO 报道,1/3 老年人的死亡是用药不当所致。因此,老年人使用调脂药物必须更加小心药物之间可能发生的相互影响或毒副作用的相互叠加,特别要关注经 CYP450 酶代谢系统(尤其是与 3A4 同工酶有关)的药物,以免发生药物的相互干扰而影响疗效。

(4)老年人严重混合型血脂代谢异常单用一种调脂药物难以达标时可考虑联合用药,其治疗靶点仍然是以降低 LDL-C 为主,同时关注非 LDL-C 水平。由于他汀类药物疗效确切、不良反应较少及其调脂以外的多效性作用,联合调脂方案多由他汀类与另一类作用机制不同的调脂药物联合,但要谨慎权衡联合调脂获益与可能产生的不良反应后,才可以考虑联合用药的方案。

(5)使用调脂药物要考虑到老年人的风险与效益比。调脂药物是否会使癌症的发生率增加尚无肯定的证据,但老年人是癌症易发和高发的群体。老年血脂异常患者的血脂下降过低是否会导致非血管性疾病及癌症发生的风险增加尚无证据,但应引起足够的重视。

参 考 文 献

[1] 吕国庆.常见内科疾病诊断与治疗[M].北京:科学技术文献出版社,2019.

[2] 郭礼总.最新临床内科诊疗精要[M].西安:西安交通大学出版社,2018.

[3] 安宇.现代内科疾病诊治[M].北京:中国纺织出版社,2019.

[4] 徐微微.临床内科常见疾病学[M].上海:上海交通大学出版社,2018.

[5] 杨斌.现代内科常见病诊断与治疗[M].北京:科学技术文献出版社,2019.

[6] 史志勤.临床内科常见病诊护与用药[M].北京:科学技术文献出版社,2019.

[7] 于宁,董华伟,罗正武,等.现代内科疾病诊断与治疗[M].北京:科学技术文献出版社,2018.

[8] 佟俊旺.现代内科处置精要[M].北京:科学技术文献出版社,2019.

[9] 韩慧.内科疾病综合诊断与治疗[M].北京:科学技术文献出版社,2018.

[10] 徐东成.现代内科疾病规范化治疗[M].北京:科学技术文献出版社,2018.

[11] 吴艳.内科疾病诊断与鉴别诊断学[M].上海:上海交通大学出版社,2019.

[12] 张绪伟.临床内科疾病诊疗[M].西安:西安交通大学出版社,2018.

[13] 张小丽.常见内科疾病诊断要点与治疗[M].北京:科学技术文献出版社,2019.

[14] 邓辉.内科临床诊疗实践[M].汕头:汕头大学出版社,2019.

[15] 王刚.实用内科诊疗学[M].北京:科学技术文献出版社,2018.

[16] 洪涛.临床常见内科疾病诊疗学[M].上海:上海交通大学出版社,2019.

[17] 陈梅.临床内科疾病诊疗[M].北京:科学技术文献出版社,2018.

[18] 曾伟伟.内科疾病临床诊断与治疗[M].北京:科学技术文献出版社,2019.

[19] 张海霞,刘瑛.现代内科诊疗与护理[M].汕头:汕头大学出版社,2018.

[20] 吕秀娟.内科常见病诊护与介入技术[M].北京:科学技术文献出版社,2019.

[21] 姜靖.实用内科疾病诊疗[M].长沙:中南大学出版社,2018.

[22] 王双双.临床内科疾病诊断与治疗[M].北京:科学技术文献出版社,2019.

[23] 蒙群利,周振,马玉梅,等.内科诊疗精粹[M].西安:西安交通大学出版社,2018.

[24] 秦玉芬,陈刚,马天罡.临床内科疾病诊疗[M].北京:科学技术文献出版社,2018.

[25] 刘丽梅.内科常见病诊断思维[M].北京:科学技术文献出版社,2019.

[26] 刘艳梅.内科疾病临床诊断与治疗[M].北京:科学技术文献出版社,2018.

[27] 金海燕,李华萍,普国全.实用临床内科治疗学[M].汕头:汕头大学出版社,2019.

[28] 王少婷.内科常见疾病诊疗研究[M].北京:科学技术文献出版社,2018.

[29] 温华峰.实用临床内科常见病诊疗[M].北京:科学技术文献出版社,2019.

[30] 白国强.临床疾病内科诊疗要点[M].北京:科学技术文献出版社,2019.

[31] 安松涛.内科疾病诊疗与临床实践[M].西安:西安交通大学出版社,2018.

[32] 王鹏.实用临床内科诊疗实践[M].北京:科学技术文献出版社,2019.

[33] 迟太升.现代内科临床诊断与治疗[M].北京:科学技术文献出版社,2018.

[34] 于云霞.实用内科疾病诊断与处理[M].北京:科学技术文献出版社,2018.

[35] 黄晓磊.临床内科疾病综合诊治[M].北京:科学技术文献出版社,2019.

[36] 周文红,颜华东.乙型肝炎肝硬化预后影响因素分析[J].中国预防医学杂志,2019(12):1171-1174.

[37] 许英,黄兵,杨洁,等.重症监护室多重耐药菌感染的临床药学监护[J]上海医药,2019,40(3):49-51.

[38] 王丰,范波,赵芳丽,等.急性呼吸道感染患者病毒检测及相关危险因素分析[J].中国病原生物学杂志,2020,15(7):830-832+837.

[39] 曹杨维,李用国.病毒性肝炎的性传播[J].临床肝胆病杂志,2019,35(5):1106-1108.

[40] 姚瑶,郑仁东,刘超.血浆置换治疗甲状腺功能亢进症的研究进展[J].国际内分泌代谢杂志,2020,40(5):320-322.